Johannes von Buttlar

Vitalstofflexikon

Den Jahren mehr Leben geben

amadeus-verlag.com

AMA DEUS Verlag
Postfach 63
74576 Fichtenau
Tel: 07962-1300
Fax: 07962-710263
www.amadeus-verlag.com

Druck:
Ebner & Spiegel, Ulm

Satz und Layout:
Lorenz Ponnath, Dinkelsbühl

Umschlaggestaltung:
Atelier Toepfer, 85560 Ebersberg
e-mail: info@ateliertoepfer.de

ISBN-10: 3-938656-66-2
ISBN-13: 978-3-938656-66-2

Inhaltsverzeichnis

Vorwort

Leben – dieser zauberhafte Zustand, der nur uns Menschen befähigt, uns selbst ganz bewußt zu erleben, der uns die Gabe verleiht zu denken, zu lieben, zu fühlen, große Freude und tiefste Trauer zu empfinden, nützlich und hilfreich zu sein, dazu ausgestattet mit einem schier unerschöpflichem Reservoir an Kreativität und Hoffnung – dieser Zustand verschafft uns eine große Lust dem alten Menschheitstraum ein Stück näher zu kommen.

Johannes von Buttlar, ein in vielen Wissenschaftszweigen mit fundierten Kenntnissen ausgestatteter Autor, zeigt uns in diesem Buch die sanften Wege einer auf Wissen und Erfahrung gegründeten Vitalstrategie auf, die es uns ermöglicht, eine bessere Lebensqualität zu entwickeln und so nicht nur dem Leben mehr Jahre, sondern den Jahren mehr Leben zu geben.

Ein besonderes Augenmerk richtet der Verfasser auf die Freien Radikale, die nach Ansicht vieler Wissenschaftler zu Beginn des 3. Jahrtausends die große Einzelbedrohung für die Gesundheit eines jeden darstellen.

Hier werden Rezepte angeboten, wie wir den verheerenden, krank- und altmachenden Einflüssen der freien Radikale, durch unser Verhalten und durch einen sinnvollen Einsatz synergistisch wirkender Biostoffe begegnen können.

Gäbe es auf der ganzen Welt für alle Menschen optimale Lebensbedingungen, so wäre jeder in der Lage, sich ausgewogen zu ernähren und auf Ergänzungsmittel zu verzichten. Wir würden jede unserer Mahlzeiten sorgfältig planen, damit wir genau die richtige Menge von jedem Mikronährstoff bekommen. Aber wir leben nicht in einer idealen Welt. Die meisten von uns essen nebenbei, lassen Mahlzeiten aus und entscheiden sich oft für industriell hergestellte Fertiggerichte, die größtenteils arm an Nährstoffen sind.

Um sicher sein zu können, daß Sie dennoch alle notwendigen Vitalstoffe bekommen, die für Ihren optimalen Gesundheitszustand und Ihre Vitalität notwendig sind, empfiehlt er Ihnen, wichtige Mikro-Nährstoffe täglich als Nahrungsergänzung einzunehmen.

In seinem Vitalstofflexikon hat Johannes von Buttlar deshalb mit dem Wunsch, Ihnen Vitalität und ein langes, jugendliches Leben zu ermöglichen, die interessantesten Substanzen für Sie zusammengefaßt.

Einleitung

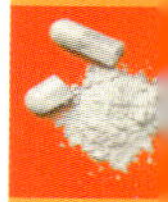

Wissenschaftler sind die Magier des 20. und 21. Jahrhunderts. Ihnen gelang die Atomspaltung, der Bau der Wasserstoffbombe, sie entwickelten Antibiotika, „bescherten“ den Menschen das Fernsehen, erfanden den Computer und das Internet, beförderten Menschen auf den Mond und Maschinen auf den Mars. Ihnen gelangen Organtransplantationen, und sie deckten die Struktur der Erbsubstanz auf. Sie haben die Zeit bis zum Urknall zurückverfolgt und gehen seinem Widerhall, der Hintergrundstrahlung, nach. Sie suchen nach der Weltformel und der Blaupause des Lebens.

Viele ihrer Fragen sind neu und überhaupt erst in den letzten Jahrzehnten gestellt worden. Andere sind so alt wie die Menschheit selbst und vielleicht nie zu beantworten. Zu ihnen gehört die Frage nach unserer eigenen Vergänglichkeit. Kann man die Antwort, wenn es sie denn gäbe, in eine Formel, gewissermaßen die Weltformel für die Vergänglichkeit, fassen? Oder ließe sich diese Formel umkehren – in eine Formel für ewige Jugend? Eine Reihe von Wissenschaftlern geht von der kühnen Vision aus, möglicherweise die Lebensspanne des Menschen nicht nur um Dekaden, sondern um Jahrhunderte verlängern zu können. Da die durchschnittliche Lebensdauer aller Säugetiere die fünffache Länge der Zeit ihres Wachstums beträgt, müßten wir eigentlich über hundert Jahre alt werden. Da der Mensch sein Reifestadium zwischen achtzehn und fünfundzwanzig Jahren erreicht, müßte er nach diesem Prinzip neunzig bis einhundertfünfundzwanzig Jahre alt werden, um seine natürliche Lebensspanne zu erreichen.

Der französische Physiologe Flourens (1794-1867) vermutete als ein Vorbote der neuen Wissenschaft diese biologische Gesetzmäßigkeit. Er und seine Zeitgenossen hatten sich vom blinden Vertrauen in die Bibel abgewandt. Dort wird von Methusalem berichtet, der 969 Jahre alt wurde, und er blieb beileibe nicht der einzige, der mit „biblischem Alter“ gesegnet war. Sein Vater Enoch verschied mit nur 365 Jahren „auf dem Buckel“ sozusagen als „junger Mann“. Ganz anders der Stammvater der Musikanten, Nomaden und Schmiede – Lamech –, der stattliche 777 Lebensjahre erreichte. Sein Sohn Noah konnte ihm allerdings mit seinen 500 Lebensjahren „längst nicht das Wasser reichen“.

Was allerdings die Sumerer angeht, haben sie in Bezug auf die Langlebigkeit alle Rekorde gebrochen. Nach Überlieferungen sollen ihre Könige ein nahezu astronomisches Alter erreicht haben. Zehn ihrer Urkönige wird nämlich eine Regierungszeit von insgesamt mehr als 465.000 Jahren nachgesagt. Also müßte jeder einzelne von ihnen durchschnittlich 46.500 (!) Jahre gelebt haben.

Wenn man auch diese Angabe ins Reich der Legende verweisen mag, kann man doch andererseits nicht übersehen, daß Langlebigkeit ein Phänomen ist, das die Mitmenschen zu neugierigen Fragen reizt: Wie begründen die Uralten unserer Tage ihre Langlebigkeit? Welche Eß- und Trinkgewohnheiten haben sie, und wie ihr Leben verbracht, um solch ein Alter zu erreichen? Und was raten sie uns zu tun, um unsere eigene Lebensspanne zu verlängern? Meist heißt es dann: viel Knoblauch, Joghurt, Honig und dergleichen mehr. Kurz gesagt, eine bestimmte Diät einhalten. Rauchen auf jeden Fall vermeiden, keinen Alkoholkonsum, Kaffeegenuß stark einschränken, Streß aus dem Weg gehen – möglichst in Höhenlagen leben, und für viel Bewegung sorgen.

Die moderne Wissenschaft überprüft nicht nur den Wert dieser Richtlinien, sie geht darüber noch hinaus, indem sie akribisch erforscht, was sich in uns ändert, während wir altern, und ob wir diese Veränderungen zwingend hinnehmen müssen oder etwas dagegen unternehmen können.

Das statistische Material zeigt eindeutig: Es gibt keine schlüssige Begründung für die Langlebigkeit der Uralten. Eines haben sie jedoch gemein: langlebige Vorfahren. Die wichtigsten Voraussetzungen für ein langes Leben scheinen also entsprechende Erbanlagen zu sein.

Mit dem wissenschaftlichen und technischen Fortschritt hat sich unsere durchschnittliche Lebenserwartung gegenüber der unserer Vorfahren prinzipiell erhöht. Mußten sie doch teilweise noch ohne die uns heute zur Verfügung stehenden Hilfsmittel zur Gesunderhaltung auskommen: Impfungen, Antibiotika, Organtransplantationen, Geburtshilfe und vieles mehr. Die Kehrseite der Medaille ist, daß eben dieser Fortschritt durch erhöhten Streß und andere Nachteile – beispielsweise Schadstoffe in der

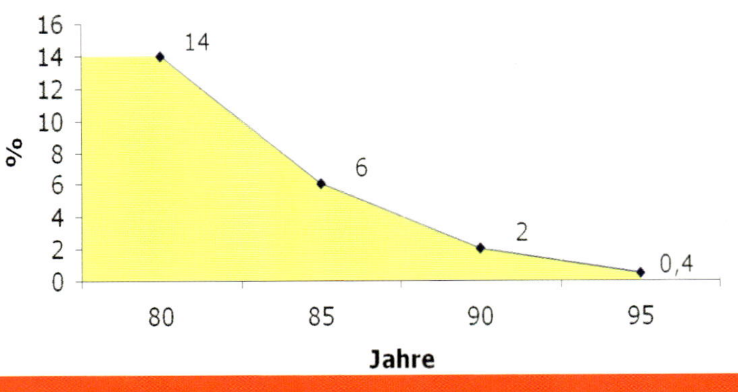

Nahrung, im Trinkwasser und in der Luft – neue negative Einflüsse im Gefolge hat. In erster Linie ist die gestiegene Lebenserwartung im letzten Jahrhundert auf die Bezwingung von Epidemien wie Pocken, Cholera, Pest, Typhus, Diphtherie und Tuberkulose zurückzuführen. Damit ist unsere statistische Lebenserwartung erklärt, nichts jedoch zu unserer natürlichen Lebensspanne ausgesagt. Die beiden Begriffe werden häufig verwechselt. Die Lebenserwartung hat sich gegenüber früher tatsächlich erhöht. Dagegen ist die Lebensspanne, also die absolute Grenze, die nur wenige Menschen erreichen, unverändert geblieben.

Daher ist auch die Annahme falsch, die Anzahl der Hundertjährigen und noch Älteren habe sich mit dem Ansteigen unserer Lebenserwartung vermehrt. Es ist vielmehr so, daß sich der Prozentsatz der Hochbetagten nur geringfügig verändert. Eine höhere Lebenserwartung hat keinen Einfluß auf die maximale Lebensspanne. Gerade mal vier von Tausend Menschen – das errechnete R. Pearl vor dem Zweiten Weltkrieg – werden fünfundneunzig oder mehr Jahre alt. Daran hat sich trotz allgemein gestiegener Lebenserwartung über die Jahrzehnte nichts geändert.

Die Wissenschaft läßt keinen Zweifel daran aufkommen, daß Altern ein Prozeß ist, der bereits mit der Zeugung beginnt. Demnach ist das Leben ein lebenslanges Sterben, ein „Stumpfsinn der Natur“, wie es George Bernhard Shaw treffend formuliert hat.

Den Höhepunkt seiner Lebenskraft hat der Mensch bereits mit achtzehn Jahren erreicht. Von diesem Zeitpunkt an läßt seine Vitalität und Widerstandskraft schleichend nach. Anfangs unmerklich, aber schließlich beschleunigt sich dieser Prozeß und endet mit dem Tod. Das Wissen um diesen Prozeß, das Wissen um seine Vergänglichkeit also, wohnt dem Menschen seit Urzeiten inne. Und seit Urzeiten versucht er vermutlich schon dagegen anzugehen.

Unter modernen, wissenschaftlichen Vorzeichen hat der Kampf gegen das Altern wahrscheinlich im 16. Jahrhundert mit Paracelsus, dem Engländer Basil Valentine, insbesondere aber mit dem Franziskanermönch, Philosophen und Wissenschaftler Roger Bacon begonnen. Er schlußfolgerte vernünftig und philosophisch: Die Seele ist unzweifelhaft unsterblich, also gibt es Unsterblichkeit; der Mensch altert erst, seit er aus dem Paradies vertrieben wurde, also gibt es die Möglichkeit nicht zu altern. Unklar blieb ihm allerdings, wie er seine Erkenntnisse praktisch umsetzen sollte.

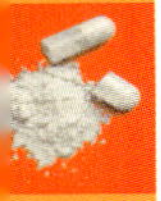

Andere, geschäftstüchtigere „Unsterblichkeitsvertreter“ witterten bald die günstige Gelegenheit und machten Bacon mit eigenen Rezepten Konkurrenz. Der Italiener Luigi Cornaro pflegte nach eigenen Aussagen einen ausschweifenden Lebenswandel, bis er im Alter von 45 Jahren die Quittung bekam. Zipperlein, Magenkrämpfe, Fieberschübe und nicht zuletzt, der ärztliche Rat, entweder seinen Lebensstil drastisch zu ändern oder sein Testament zu machen, versetzten ihn in panischen Schrecken. Er ließ von einer Stunde zur anderen alle liebgewordenen Laster und wurde ein Vorbild an Enthaltsamkeit. Er klügelte eine spezielle Diät aus – wenig Brot, kaum Fleisch, Eiereinlaufsuppe und jungen Wein –, die ihm so gut bekam, daß er noch im Alter von über neunzig Jahren schriftliche Arbeiten erledigen konnte und erst mit 103 Jahren das Zeitliche segnete.

In den nächsten zweihundert Jahren dienten Cornaros Vorstellungen den Vertretern der verschiedensten Wissenszweige immer wieder als Anregung. Der Bedeutendste unter ihnen war im 18. Jahrhundert der Arzt Christoph Wilhelm Hufeland, ein Freund Goethes und Schillers. Als erster deutscher Arzt führte er Schutzimpfungen ein und entwickelte außerdem eine Formel zur Bestimmung der maximalen Lebensspanne. Seinen Beobachtungen nach beträgt die Lebensdauer von Tieren und Menschen rund das Achtfache der Zeit, die sie von der Geburt bis zur vollen körperlichen Entwicklung benötigen. So brauchen Hunde ein bis anderthalb Jahre, bis sie ausgewachsen sind, was einer Lebensspanne von etwa acht bis zwölf Jahren entspricht. Menschen sind nach Hufeland bei normalem Wachstumsverlauf im Alter von fünfundzwanzig Jahren ausgewachsen, dies entspricht einer maximaler Lebenspanne von zweihundert Jahren. Ebenso wie Cornaro war auch Hufeland Verfechter einer maßvollen Lebensweise; er wies aber ausdrücklich darauf hin, daß ein Mensch, der wirklich lange leben möchte, sich vor seinen größten Widersachern hüten müsse, nämlich vor bissigen Hunden und Selbstmord.

Als eigentlicher Begründer der Altersforschung aber darf der im 19. Jahrhundert am Saltpetriere-Hospital in Paris praktizierende Arzt Jean-Martin Charcot gelten. Seine umgängliche, einfühlsame Art, mit alternden Menschen umzugehen, verhalf ihm zu zahlreichen neuen Erkenntnissen, die er 1867 in einer grundlegenden Arbeit zur Gerontologie veröffentlichte. Darin befaßte er sich vorwiegend mit den organischen Veränderungen durch den Alterungsprozeß.

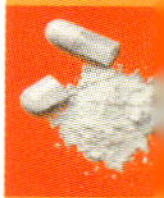

Mit Beginn des 20. Jahrhunderts wurden die Bemühungen um die Erforschung des Alterungsprozesses dann wissenschaftlich empirischer. Dennoch waren und sind einige der seitdem entwickelten Experimente und Verjüngungsmaßnahmen nicht nur dubios, sondern geradezu abwegig.

1. Juli 1889 in Paris: Charles Brown-Sequard, Medizinprofessor am Collège de France, eröffnete einem erstaunten Auditorium, wie es ihm gelungen sei, seine erschlafften Manneskräfte durch Selbstinjektionen mit tierischem Hodenextrakt wieder aufzurichten. Fasziniert folgte der aus Fachleuten und Laien bestehende, durchschnittlich 71jährige Zuhörerkreis den Ausführungen des Redners, und nahm seine neue Jugend verheißenden Methoden atemlos in sich auf.

Dennoch lehnte die Fachwelt Brown-Sequard strikt ab und überhaupt blieb umstritten, ob Brown-Sequard einen tatsächlichen Verjüngungseffekt mit seiner Methode erreichte. Aber es sollte nicht vergessen werden, daß ihm die Förderung der Organtherapie und die Lehre von der inneren Sekretion zu verdanken sind.

Auch der Wiener Physiologe Eugen Steinach (1861-1944) befaßte sich vornehmlich mit den „männlichen Alterserscheinungen". Er glaubte, daß durch eine Trennung der Samenleiter von den Hoden die Hormonproduktion gesteigert – und auf diese Weise die Leistungsfähigkeit älterer Herren wieder neu belebt werden könne. Wie nicht anders zu erwarten, rannten die auf Jugend versessenen Patienten Steinach bald das Haus ein. Am Ende jedoch scheiterte Steinach, von seinen Kollegen geschnitten, verachtet und ausgelacht; schließlich wurde er zum verbitterten Einsiedler.

Die Geriatrie kam durch den Wirbel, der im Zusammenhang mit den Steinachschen Ergebnissen und deren Übertragung auf den Menschen gemacht wurde, in einen zweifelhaften Ruf, dessen Nachwirkungen zum Teil bis heute noch nicht überwunden sind. Das ist um so bedauerlicher, als Steinach in kritischer Zurückhaltung selbst darauf hinwies, daß der Alterungsprozeß durch seine Methode nur in bescheidenen Ausmaßen beeinflußt werden könne.

Adolf Butenandt (geb. 1903) gelang es Ende der dreißiger Jahre, die Geschlechtshormone zu ermitteln und zu isolieren, wofür er mit dem Nobelpreis ausgezeichnet wurde. Aus seiner Entdeckung entwickelte sich die Herstellung von Hormonpräparaten durch die Arzneimittelindustrie.

Wenn auch in der Geschichte das offensichtliche Motiv für die Erforschung des Alterungsprozesses oftmals in dem männlichen Bestreben zu finden ist, die Potenz bis ins hohe Alter zu erhalten, so hat das Ergebnis dieser Bemühungen doch zum Teil auch dazu beigetragen, daß sich das Wissen über die hormonellen Vorgänge im menschlichen Organismus erheblich vermehrt hat. Letzten Endes profitieren wir davon alle, wenn wir danach streben, unsere Vitalität und Lebenskraft zu bewahren.

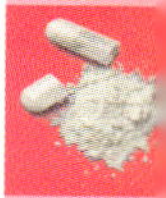

Für immer jung

Wie alt könnte der Mensch in letzter Konsequenz werden? Sagt die derzeitige durchschnittliche Lebenserwartung von etwa achtzig Jahren etwas darüber aus, welche Lebensspanne der Mensch tatsächlich erlangen könnte? Nach dem derzeitigen Stand der Wissenschaft lautet die Antwort: „Nein“. Altersforscher verfolgen nun den Traum von der immerwährenden Vitalität – der ewigen Jugend.

Die POTENZPILLE VIAGRA hat weltweit Furore ausgelöst – verbunden mit der optimistischen Annahme, daß den Forschern in Kürze sozusagen alles „gelingen“ wird, z.B. Substanzen für erneute Haarfülle, glatte Samthaut und bodystyling. Kurz gesagt: alles nach dem Motto „FOR EVER YOUNG“!

Bereits vor Jahren gelang dem amerikanischen Altersforscher Prof. Louis Dublin der Nachweis, daß die menschliche Lebensspanne momentan im Durchschnitt bei 115 bis 120 Jahren liegt. Die Gründe dafür sind hauptsächlich genetischer Natur. Die Beschädigung bzw. Verkürzung der Chromosomen-Endabschnitte, die sogenannten Telomere sind dafür verantwortlich. Und damit tickt in der DNS – der Steuerzentrale des Lebens – eine biologische Zeitbombe. Denn die in jedem Zellkern vorhandene DNS enthält alle genetischen Erbinformationen. Von der Haarfarbe, der Nasengröße bis zur Form der kleinen Zehe ist hier jeder Mensch als Individuum gespeichert.

Die Lebensuhr-Theorie der zellgenetischen Forschung beruht auf den Erkenntnissen des amerikanischen Biologen Leonard Hayflick von der Universität von Kalifornien in San Francisco. Wie viele begabte Wissenschaftler begann auch Hayflick seine Karriere und begründete seinen Ruhm damit, daß er das Fundament eines wissenschaftlichen Dogmas in Frage stellte. Dieses Dogma hatte der französische Physiologe und Nobelpreisträger Alexis Carrell festgeschrieben. Carrell war eine durchaus schillernde Persönlichkeit. Er umgab sich und seine Forschungen mit einer Aura mystischer Würde. So zwang er zum Beispiel seine Assistenten, ihre Experimente in schwarzen Roben und Kapuzen durchzuführen. Seiner Theorie nach sind alle menschliche Zellen „unsterblich“, *„und wenn ihnen nichts in die Quere kommt, werden sie sich bis in alle Ewigkeit teilen und reproduzieren“*, meinte er. Carrel begann seine Experimente mit Kükenzellen in einer Nährlosung und legte nach dreißigjähriger Forschung seine Ergebnisse vor.

Danach schienen Gewebezeilen in der Tat unsterblich zu sein. Carrell wußte allerdings nicht, daß er durch mangelhafte technische Einrichtungen irregeführt worden war. Denn seine aus zermahlenen Hühnerembryonen bereitete Nährlösung mußte abzentrifugiert werden. Durch Fehlfunktionen der Zentrifuge gerieten immer wieder frische Embryonenzellen in die Nährflüssigkeit und revitalisierten die Zellkulturen.

Als Hayflick in den fünfziger Jahren am Wistar-Institut in Philadelphia arbeitete, kamen ihm Zweifel an der Richtigkeit der Carrellschen Ergebnisse, und er begann darüber nachzugrübeln, wie diese besser zu verifizieren seien. Im Laboratorium legte er in einer Nährlösung Kulturen menschlicher Zellen an und beobachtete sorgfältig, wie diese sich teilten. Als sich die Zellen der fünfzigsten Teilung näherten, beobachtete er, daß sich der Teilungsprozeß verlangsamte. Die Zellen erstickten zunehmend an Lipofuszin, dem nichtlöslichem Zellmüll und bräunlich fettigen Alterspigmenten. Mit anderen Worten: die Zellen alterten. Sie wurden aber nicht nur älter, sondern stellten nach der fünfzigsten Zellteilung jede Vervielfältigung ein. Abgesehen von den Krebszellen gab es keine zellulare Unsterblichkeit.

Mit diesem Nachweis immer noch nicht zufrieden, bemühte sich Hayflick weiter um ein eindeutiges Ergebnis seines Projektes. Er stellte fest, daß sich Zellteilungsvorgänge – zum Beispiel durch Einfrieren – unterbrechen und später wieder aktivieren ließen. Wurde der Zellteilungsvorgang zum Beispiel nach zwanzig Teilungen angehalten, so setzte er sich nach dem Auftauen noch etwa dreißigmal fort; dann alterten die Zellen und stellten planmäßig die Zellteilung ein. Hayflick schloß daraus, daß die Zellen von einer Art inneren Uhr kontrolliert werden, die ziemlich genau auf die beobachtete Teilungsrate eingestellt ist.

Diese Experimente nannte der Wissenschaftler „Altern unter Glas". Er war nämlich davon überzeugt, daß sich die von ihm im Laboratorium gemachte Beobachtung nicht nur auf den entsprechenden Vorgang im menschlichen Körper, sondern auf alle Alterungsprozesse schlechthin übertragen ließ. Wodurch aber wird der Alterungsprozeß der Zelle reguliert? Wo befindet sich die Steuerzentrale, wo die Zeituhr?

Gemeinsam mit seinen Kollegen Woodring Wright von der Stanford-Universität und David Prescott von der Universität Colorado entwickelte Hayflick eine Technik, die es den Wissenschaftlern erlaubte, einigen Zellen die Zellkerne zu entnehmen und diese in andere Zellen zu transplantieren. Als sie die Kerne von alten Zellen – Zellen, die sich zum Beispiel vierzigmal geteilt hatten – in viel jüngere Zellen verpflanzten, teilten sich diese Zellen noch etwa zehnmal und hörten dann damit auf – ungeachtet der Tatsache, daß sie von ihrer Zellsubstanz her eigentlich eine Lebenserwartung von vierzig Teilungen hatten. Die gegenteilige Erscheinung war zu beobachten, wenn junge Kerne in alte Zellen transplantiert wurden: Die alten Zellen erhielten eine „zweite Jugend" und teilten sich so oft, wie es das Alter der jungen Zellen, deren Kerne sie erhalten hatten, erwarten ließ. Dies wies eindeutig darauf hin, daß die Kontrolle für den zellularen Alterungsprozeß tatsächlich im Zellkern zu suchen ist.

„*Es ist offensichtlich, daß hier über Generationen hinweg ein genau festgelegter, erblicher Befehl deutlich wird. Denn Zellkulturen dürften sonst keinesfalls nach einem ganz bestimmten Zeitablauf plötzlich absterben, obwohl bei den Zuchtbedingungen keine Veränderungen eingetreten sind. Wir kommen zum Schluß, daß der Verlust der Teilungsfähigkeit von Zellen oder anderen Funktionen ein programmierter Vorgang ist, der für verschiedene Arten und deren Gewebe vorgegeben ist. Wir altern, weil – um es in der Computersprache auszudrücken – das Programm unserer normalen Zellen schließlich abgelaufen ist*", stellte Hayflick fest.

Nun wird der sogenannte Hayflick-Effekt auf ganz verschiedene Art und Weise erklärt. So ist beispielsweise Dr. Robin Holliday vom „National Institute for Medical Research" in London der Meinung, daß der Zellentod auf Fehlern beruht. Er geht nämlich davon aus, daß Proteine in jungen Zellen gesund und normal sind, sich aber mit zunehmendem Alter verändern und dann nicht mehr funktionstüchtig sind.

Wie die morschen Balken eines alten Gebäudes, so werden auch die Proteine um so brüchiger, je weiter der Alterungsprozeß der Zellen fortschreitet – das Gebäude bricht zusammen. Entstehen solche Fehler aufgrund eines genetischen Befehls? Eigentlich spricht alles dafür. Da sich Dr. Holliday für dieses Problem interessierte, führte er eine Reihe von Versuchen mit Fungi durch. Dabei stellte sich heraus, daß diese sozusagen ewig lebenden Pilzgewächse sehr schnell zu altern begannen, sobald sich Fehler einschlichen. Pilze, bei denen jedoch keine Fehler eingeschmuggelt waren, lebten ungestört weiter. Dr. Holliday und seine Kollegen schlossen daher aus vielen Versuchsreihen, daß es Fehler sind, die den Alterungsprozeß auslösen.

Dr. Leslie J. Orgel vom Salk Institute in San Diego ist ebenfalls der Ansicht, daß der Alterungsprozeß in Zusammenhang mit fehlerhaften Proteinen gesehen werden muß. Für ihn als Molekularbiologen sind nämlich diejenigen Fehler von Interesse, die sich während der Synthese wichtiger

Moleküle innerhalb der Zellen einschleichen. *„Die Proteinsynthese ist an sich schon ein kompliziertes Verfahren, da auch sie durch Proteine ausgeführt wird"*, erklärte er. *„Theoretisch bedeutet das: Sobald sich Fehler in den Herstellungsprozeß der Proteine eingeschlichen haben, würde sich die Anzahl der falschen Proteine stark vermehren. Aus diesen falschen Proteinen entstehen im weiteren Verlauf immer mehr fehlerhafte Proteine. Mathematisch gesehen nimmt die Vermehrung der schlechten Proteine solche Ausmaße an, daß sie zur Funktionsuntüchtigkeit der Zelle führt."*

Doch Orgel macht den gestörten genetischen Bauplan der Zellkerne nicht als einzige Ursache für den Alterungsprozeß der Zelle verantwortlich. Er glaubt, daß durch die fehlerhaften Proteine spezifische Antikörper erzeugt werden, die mit einer Art Altersaggression verbunden sind. Für den Molekularbiologen sind also zellulare Autoimmunvorgänge die Ursache für die Beschleunigung des Alterungsprozesses.

In jeder Körperzelle ist ein Zellkern vorhanden, in dem die genetische oder Erbinformation in den DNS-Molekülen gespeichert ist. Bei diesen Molekülen handelt es sich um lange, spiralförmig verdrehte Doppelstränge, die zu 23 Chromosomenpaaren zusammengeknäuelt sind. In einer bestimmten Reihenfolge der einzelnen Bausteine, Nukleotide genannt, ist die Botschaft kodiert, die die chemischen Prozesse in jeder Zeile steuert. Außer der Informationsflut für einen komplexen, mit lebendem Gewebe, Organen und Systemen ausgestatteten Organismus, birgt solch ein Zellkern auch noch zusätzliche Instruktionen für unzählige individuelle Abwandlungen und Verfeinerungen des familiären Grundkonzepts. Denn wir sind zwar alle Menschen, unterscheiden uns aber durch eine Vielzahl körperlicher und geistiger Eigenschaften so sehr, daß jeder Mensch ein einzigartiges und unwiederholbares Geschöpf ist. In diesem auf kleinstem Raum komprimierten Informationsspeicher ist einfach alles erfaßt, von den Haarspitzen bis zu den Zehennägeln, vom Wuchs unserer Zähne bis zu unserem Verdauungstrakt, der Farbe unserer Augen, der Größe unserer Ohren und dergleichen mehr – ein unendlich komplexer Mechanismus, der sich nur erklären läßt, wenn wir in Molekülen zu denken beginnen.

Dem Amerikaner J. Watson und seinen beiden englischen Kollegen F. Crick und M. Wilkins gelang es 1953, die räumliche Struktur der DNS, die Doppelhelix, zu erkennen. Für diese bahnbrechende Forschungsarbeit erhielten die Wissenschaftler 1962 den Nobelpreis.

Die entscheidende Idee, die DNS als eine Art „Wendeltreppe" zu betrachten, kam Watson nach einem Dinner im Londoner Vergnügungsviertel Soho. *„Ich habe den ersten Aufriß während der Rückfahrt nach Cambridge im kalten Eisenbahnabteil auf dem Rand meiner Zeitung skizziert“*, sagte er später. Am nächsten Tag besprach er seine Vorstellung mit seinen Kollegen Crick und Wilkins. Daraufhin nahmen die beiden Forscher umgehend die Arbeit auf, und nur ein paar Wochen später gelang ihnen durch röntgenkristallographische Aufnahmen der Nachweis, daß Watson richtig spekuliert hatte.

Sie hatten in mühevoller Handarbeit ein Modell gebastelt, das erstmals die DNS-Struktur aufzeigte, die in ihrer Grundform einer verdrehten Strickleiter gleicht. Die abwechselnd aus Phosphat und Zuckermolekülen bestehenden Holme winden sich dabei spiralförmig umeinander. Die Leitersprossen dieser genetischen Strickleiter werden durch jeweils zwei der einander gegenüberliegenden Zuckermoleküle verbunden. Sie setzen sich aus den vier Nukleotidbasen Adenin, Cytosin, Guanin und Thymin zusammen. Diese in bestimmten Reihenfolgen am DNS-Strang verankerten Nukleotiden schreiben alle Erbinformationen eines Organismus in einem genetischen Bauplan fest.

Wir müssen uns noch einmal vor Augen führen, daß in unserem Körper alle Funktionen auf zellularer Ebene ablaufen. Ob es sich nun um den Alterungsprozeß handelt, um Erbkrankheiten oder das gesundheitliche Wohlbefinden – alles ist von unseren Zellen abhängig.

So ist jede einzelne der Billionen Körperzellen in sich selbst ein hochorganisierter, komplexer Betrieb, bei dem die DNS als Produktionsleitung im Zellkern untergebracht ist. Von hier aus werden die verschiedenen Befehle an die RNS-Kuriere, die Abteilungsleiter, erteilt. Danach läuft in den Produktionsstätten mit Hilfe von Ribosomen die Proteinsynthese ab. Es ist dies ein Produktionsbetrieb, in dem Rohstoffe durch Enzyme verarbeitet, Abfallstoffe aussortiert und weggeschafft werden – ein hochkomplexes und überaus funktionstüchtiges Unternehmen. Wenn jedoch die Produktionsleitung durch falsche Pläne fehlerhafte und irreführende Instruktionen erteilt, entstehen auch in den Produktionsstätten Fehler, die sich selbstverständlich auf den gesamten Organismus auswirken.

Der Mensch besteht aus rund zehn Billionen Zellen, und jeder einzelne dieser Bausteine ist eine selbständige Funktionseinheit, die über einen eigenen Stoffwechsel und einen speziellen Aufgabenbereich verfügt. Die Tatsache, daß der menschliche Zellstaat durch eine Unzahl biochemischer Reaktionen lebt, ist nicht neu. Allein in einer einzigen Zelle laufen rund 100.000 dieser Reaktionen in der Sekunde ab.

Die Mitochondrien sind die Kraftwerke der Zelle. Sie produzieren Energie aus Nährstoffen und Sauerstoff, wobei sich Freie Radikale bilden. Sie sind sehr gefährlich, weil sie in den Zellkern eindringen und das Erbgut schädigen und die schützenden Zellmembranen und lebensnotwendige Proteine angreifen. Im Gegensatz zur DNS des Zellkerns kann die beschädigte DNS der Mitochondrien nicht mehr repariert werden.

So häufen sich im Lauf der Zeit die Schäden, durch die Schwächung des Immunsystems treten Krankheiten auf, die Vitalität läßt nach, und der Alterungsprozeß beschleunigt sich. Dies führt schließlich zum Zelltod, und es zeigen sich Alterssymptome im Inneren des Organismus wie auch im äußeren Erscheinungsbild. Durchschnittlich sterben täglich bei jedem von uns 10.000 Zellen.

Jede Zelle hat besondere genetische und den jeweiligen Anforderungen entsprechende Aufgaben zu erfüllen. In jeder einzelnen spielen sich energetische und biosynthetische Schritte ab, ständig kommt es zur Neubildung, Speicherung und Weiterleitung von Proteinen; beispielsweise um Verdauungsenzyme, Schutzenzyme gegen Sauerstoffradikale, Katalysatorenzyme für spezielle biochemische Reaktionen, Reparaturenzyme für die Erbsubstanz, Proteinhormone wie z.B. Insulin, Wachstumshormone oder Proteine zur Regulierung des Immunsystems wie z.B. Interferone u.s.w.. In der Sekunde werden etwa 10 Millionen Zellteilungen vollzogen, und pro Tag pro Zelle rund 10.000 Schäden repariert. Eine gewaltige Leistung für den gesunden Organismus!

Aber all dies kann nur durchgeführt werden, wenn die Zellen voll leistungsfähig sind. Um die lebensnotwendigen Aufgaben erfüllen zu können, benötigt der Organismus täglich Nährstoffe wie Fette, Kohlehydrate, Eiweißstoffe sowie eine ganze Reihe eminent wichtiger Mikronährstoffe: Vitamine, Spurenelemente, Aminosäuren, Enzyme, pflanzliche Vitalstoffe und andere Substanzen. Sie dienen der Aufrechterhaltung der Zellstruktur und ermöglichen physikalische und biochemische Reaktionen.

Wenn wir also länger gesund, vital, elastisch und jugendlich bleiben wollen, müssen wir unsere Zellen umfassend mit Vitalstoffen und Schutzsubstanzen versorgen.

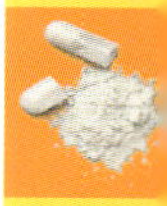

Im Kampf gegen Radikale

Das Altern ist ein biologischer Vorgang, der in unseren Zellen beginnt – wir altern, weil unsere Zellen alt werden. Ein wesentlicher Teil fast aller tierischen Zellen besteht aus Lysosomen. Eine ihrer Funktionen ist es, die von der Zelle aufgenommenen Nährstoffe abzubauen. Doch mit ebenso großer Regelmäßigkeit bauen sie Teile der Zellstruktur ab, die dann später durch Proteinsynthese erneuert werden.

Die Lysosomen sind gewissermaßen die Abbruchkolonne der Zelle. Sie verkörpern eine Art mikroskopisch kleiner Säckchen, die aus einer hauchdünnen Membrane bestehen und wirksame Verdauungsenzyme enthalten. In den Lysosomen ist jedes der vielen unterschiedlichen Enzyme für einen bestimmten Verdauungsvorgang verantwortlich. Mit anderen Worten: Es hat einen bestimmten Abbaubereich.

Ein lysosomales Enzym baut DNS ab, das zentrale Programm der Zelle. Ein anderes greift die RNS an, die Zellmaterialien und -Strukturen erneuert. Weitere Enzyme attackieren neben Proteinen auch andere Moleküle und zerstören sie. Lysosomale Enzyme können alle wesentlichen Bestandteile des Lebens abbauen.

Wie alle zellularen Membranen ist auch die lysosomale Membran unbeschreiblich dünn. Das größte Problem ist, daß diese Membranen durch verschiedene Einflüsse beschädigt werden, und die Enzyme dann in den Rest der Zelle einsickern. Was aber passiert, wenn die zarten lysosomalen Zellmembranen durchlässig werden und die zerstörenden Enzyme entweichen? Wie zu erwarten, machen sie sich sofort an die Arbeit, um die Zellstruktur „abzureißen“. Auf diese Weise geschädigte Zellen sind weniger leistungsfähig, oder sie werden schlimmstenfalls völlig funktionsunfähig.

Wissenschaftler sind davon überzeugt, daß im Lauf des Lebens viele, aller Wahrscheinlichkeit nach sogar die Mehrzahl der Körperzellen ihre Funktionsfähigkeit auf diese Art ganz oder teilweise verlieren. Mit der Degeneration der Zellen gehen natürlich zur gleichen Zeit auch die Organe und das Gewebe zugrunde – und damit der gesamte Organismus. Denn die Enzyme verlassen die Zelle, überschwemmen die Extrazellularräume und führen zum Abbau von Bindegewebe, zur Kollagenbildung und zu Gefäßveränderungen. Schon seit einiger Zeit werden all diese Vorgänge mit dem Alterungsprozeß in Verbindung gebracht.

Ein stets wiederkehrendes Phänomen in allen Lebensformen ist die Schädigung von Membranen und deren Zusammenbruch. So beschädigen zum Beispiel die männlichen und weiblichen Sexualhormone – Testosteron und Progesteron – die Zellmembranen und damit auch lysosomale Membranen. Dasselbe geschieht unter anderem durch bakterielle Gifte im Lauf einer Infektionskrankheit, durch die ultravioletten Strahlen der Sonne, durch Röntgen- und radioaktive Strahlung.

Der als Lipidperoxidation bekannte, chemische Prozeß ist jedoch eine der Hauptursachen für die Zellmembranschäden. Andererseits ist sie unabdingbar für den normalen Stoffwechsel der Zelle. Denn sie ist die Reaktion von Lipiden (fettähnlichen Substanzen, aus denen sich die Zellmembranen zusammensetzen) mit Sauerstoff, von dem wiederum alles Leben abhängig ist. Diese Reaktion bildet besonders reaktionsfähige Moleküle, die sogenannten *Freien Radikale*, die beispielsweise eine lysosomale Membrane durchlöchern und damit eine Ausschüttung lysosomaler Enzyme verursachen. In extremen Fällen können sie die ganze Zelle zerstören.

So konnte beispielsweise der an der Methodist University in Dallas arbeitende Altersforscher Rajindar Sobal nachweisen, daß sowohl die Lernfähigkeit als auch die Motorik alternder Ratten mit zunehmender Beschädigung ihrer Gehirnzellen durch Freie Radikale im gleichen Maß nachläßt.

Dieser Hypothese zufolge ist das Altern größtenteils auf die sich mit der Zeit ansammelnden Zerstörungen zurückzuführen, die durch Freie Sauerstoffradikale verursacht werden. Bei diesen elektrisch geladenen Sauerstoffmolekülen handelt es sich um schädliche Nebenprodukte, die durch Verbrennungsprozesse im Körper entstehen. Körperzellen nutzen bei der Verbrennung Sauerstoff, um Energie für den Stoffwechsel zu produzieren.

Freie Radikale durchlöchern die Zellwände, zerstören Abschnitte des genetischen Materials und können sogar „Kettenreaktionen" auslösen. Diese Abläufe setzen sich im Organismus fort und werden als Alterungsprozeß angesehen. *„Das Zerstörungswerk der Freien Radikale ist der Preis, den alle luftatmenden Kreaturen für ihr Leben bezahlen müssen"*, sagt Sohal. Es sei für die kleinsten Fruchtfliegen ebenso gültig wie für Elefanten, Wale und auch Menschen.

Die Forscher in Dallas züchten mit Hilfe genetischer Manipulationen Fruchtfliegen, die weit größere Mengen der Enzyme Superoxiddismutase und Katalyse produzieren als ihre nicht genmanipulierten Artgenossen. Da diese beiden Enzyme Freie Radikale bekämpfen, vermindern sie deren gefährliche Wirkung. Resultat: Die durch gentechnische Behandlung veränderten Fruchtfliegen konnten ihre Abwehr gegen die Freien Radikale um fünfzig Prozent steigern. Ihre Lebensdauer überschritt die unbehandelter Fliegen um dreißig Prozent.

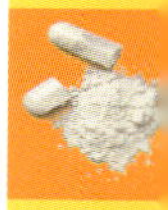

Inzwischen ist durch Forschungsergebnisse bekannt, daß Freie Radikale eine ganze Reihe von Krankheiten und Altersbeschwerden auslösen können. Sie entstehen auf die unterschiedlichste Weise: durch Luftverschmutzung, Umweltgifte, Rauchen, Pestizide, Schadstoffe, aber auch durch Konservierungsmittel in der Nahrung, zum Beispiel Geräuchertes, Gepökeltes, durch Hitze, Sonnenlicht, durch die Atmung und sogar durch anstrengende körperliche Tätigkeit.

Einer der Pioniere in der Erforschung Freier Radikaler war der Arzt und Chemiker Denham Harman von der Universität Nebraska. Er hat nachgewiesen, daß Oxidationen, die durch Freie Radikale ausgelöst werden, ähnliche biologische Schäden wie das Altern bewirken. Dazu gehören zunehmende Veränderungen am Kollagen und Elastin (Eiweißstoffe des elastischen Bindegewebes), der Gefäßwände und an den Chromosomen. Nicht zuletzt auch die Bildung von Lipofuszin, das sich im Verlauf des Alterungsprozesses in bestimmten Zellen ablagert. Es ist einleuchtend, daß die Zellen unter diesen Umständen weniger funktionstüchtig sind als vorher, da das Lipofuszin oft einen großen Teil der Zelle einnimmt.

Alle Zellen, ausgenommen die Herzmuskelfasern und Ganglien (Gehirnzellen), erneuern sich im Laufe des Lebens mehrere Male. Die mit langen Fortsätzen ausgestatteten, vielseitigen Ganglienzellen verkörpern das Nachrichtensystem im menschlichen Gehirn und Rückenmark. Wenn diese Zellen auch einer ständigen Erneuerung unterliegen würden, brächte ein solcher Vorgang jeweils eine Unterbrechung des Nachrichtenflusses mit sich. Das wäre auch mit einem teilweisen Abschalten des Gehirns verbunden. Wie wir jedoch wissen, sind Ganglien „so gut wie" unsterblich und brauchen sich daher nicht zu erneuern. Mit dem Herzen ist es genauso. Es schlägt von der ersten bis zur letzten Sekunde unseres Lebens, da es nicht mehr als einige Sekunden aussetzen darf. Nun lagert sich aber im Lauf des Alterungsprozesses gerade in den „unsterblichen Zellen" Lipofuszin ab, das den Stoffwechsel der Nervenzellen behindert.

Seit einigen Jahren ist allerdings bekannt, daß sich bestimmte Bestandteile innerhalb der Gehirnzellen doch erneuern. Dazu gehören auch die körnchenartigen Mitochondrien. Ihre Enzyme sorgen für den Energiestoffwechsel der Zelle. Wenn auch einzelne Zellbestandteile ausgewechselt werden, so verbleiben die Alterspigmente doch unverändert in der Zelle und beeinträchtigen mit fortschreitendem Alter die Leistungsfähigkeit der Gehirnzellen.

Zur Bekämpfung der Freien Radikale gibt es eine ganze Reihe von Radikalfängern bzw. Antioxidantien, die sich mit den Radikalen verbinden, um sie zu „entschärfen". Einige befinden sich von Natur aus im menschlichen Organismus, wie z.B. das Enzym Superoxiddismutase (SODI), das sich mit Sauerstoffradikalen verbindet, oder das Enzym Macroxyroteinase (MOP), das beschädigte Aminosäuren wegräumt.

An der Universität Hohenheim experimentierte Professor Klaus Bayreuther mit der Substanz Zentrophenoxin, das aus den Pflanzenwachstumshormonen Auxin und Acetylcholin gewonnen wird. Zentrophenoxin reinigt die Zellen von unerwünschten Abfallstoffen, die durch Freie Radikale entstanden sind. Auf diese Weise gelang es Bayreuther, die Lebensdauer seiner Versuchstiere um dreißig bis vierzig Prozent zu erhöhen.

Zu den Antioxidantien gehören u. a. die Stammsubstanz von Vitamin A Betacarotin, Vitamin C, insbesondere aber das Wundervitamin E mit seinem Coenzym Q_{10} und OPC. Vitamin E wurde zwar bereits 1922 entdeckt, und es wurde auch nachgewiesen, daß es für die Fortpflanzung unentbehrlich ist. Aber seine wahre Bedeutung stellte sich erst in den letzten Jahren heraus. Bereits 1931 wurde in Laboruntersuchungen ermittelt, daß Meerschweinchen und Kaninchen, deren Futter kein Vitamin E enthielt, an Muskelschwund erkrankten. Die ersten Behandlungen dieser Krankheit mit Vitamin E bei Kindern wurden mit einigem Erfolg 1938 angewandt.

Vor Jahren durchgeführte Versuche mit Laborratten haben ergeben, daß die Tiere unfruchtbar wurden, wenn ihr Futter kein Vitamin E enthielt. Allerdings wurden die Versuche zunächst abgebrochen, als sich herausstellte, daß durch Vitamin E angereichertes Futter auch keine übermäßige Potenzsteigerung zu erzielen war.

Erst viel später kam die Wissenschaft durch den Leistungssport wieder auf Vitamin E zurück. Russische und auch amerikanische Wissenschaftler hatten beobachtet, daß der sogenannte „tote Punkt" bei solchen Sportlern nicht eintrat, die Weizenkeimöl zu sich genommen hatten. Weizenkeime enthalten besonders viel Vitamin E: In hundert Gramm Weizenkeimen ist bis zu einem halben Gramm dieses Vitamins nachweisbar.

Inzwischen hat sich herausgestellt, daß Vitamin E unter anderem herzstärkend wirkt, die Lebensdauer der roten Blutkörperchen erhöht und den

Stoffwechsel positiv beeinflußt. Außerdem gleichen seine Auswirkungen denen des Herzmittels Digitalis – allerdings ohne dessen giftige Nebeneffekte, die es sogar aufhebt. Es senkt den Gesamtfettgehalt des Blutes und verhütet damit Arterienverkalkung. Bereits vorhandene Schäden dieser Art soll das Vitamin sogar wieder abbauen. Auch seine gefäßerweiternde Wirkung zugunsten einer besseren natürlichen Durchblutung wurde im Verlauf von Experimenten festgestellt.

Die Hirnanhangdrüse spielt im gesamten menschlichen Hormonhaushalt eine tragende Rolle. Und gerade hier stießen Forscher auf eine besonders hohe Konzentration von Vitamin E. Wenn die Hormonversorgung des Organismus gestört ist, kann die Hirnanhangdrüse durch hohe Vitamin-E-Gaben derartig angeregt werden, daß sich der Hormonhaushalt wieder einspielt.

Tierexperimente zeigten, daß Vitamin-E-Mangel schwerwiegende Störungen verursachen kann. Versuchsratten erlitten auf diese Weise Bindegewebs- und Leberschäden, Totgeburten, Unfruchtbarkeit und Muskelschwund. Bei Affen, Schafen, Hunden und Hühnern waren Entartungserscheinungen der Muskeln die Folge; Lähmungen, Krämpfe, Muskelversteifungen und Herzmuskelschwäche stellten sich vielfach ein.

Im Institut für klinische und experimentelle Medizin in Ontario, Kanada, wurden Tausende von Herzkranken durch regelmäßige Vitamin-E-Behandlung geheilt. Unter anderem hat Vitamin E im Organismus die Aufgabe, Vitamin A und die B-Komplex-Vitamine vor der Zerstörung durch ranzige Fette zu schützen. Schilddrüsenüberfunktion erhöht den täglichen Bedarf an Vitamin E. Außerdem konnte nachgewiesen werden, daß sich dieses Vitamin entscheidend auf das Zentralnervensystem auswirkt. Die im Körper vorhandene Menge an Vitamin E übersteigt die aller anderen Vitamine. Dieses Vitamin ist für die Muskeln dringend erforderlich, also auch für den Herzmuskel. Außerdem trägt es zum Fettabbau im Körper bei und ist konzentriert in der Hypophyse, den Nebennieren und den Keimdrüsen vorhanden. Es verhütet weiterhin die Zerstörung von Vitamin A, Linolsäure und wahrscheinlich auch von anderen Nährstoffen durch Sauerstoff im Körper. Zudem ist es noch für einige weitere wichtige Funktionen verantwortlich.

Bedauerlicherweise werden heutzutage die für den menschlichen Genuß bestimmten Pflanzenöle zumeist gehärtet. Dabei geht der größte Teil ihres Vitamin-E-Gehalts verloren. In den beliebten veredelten Frühstücksflocken ist kaum mehr etwas vorhanden. Auch in Obst, Butter und Saline ist dieses Vitamin praktisch nicht enthalten. In Hefe, Schweineschmalz, Lebertran, poliertem Reis, verfeinertem Mais- und Weizenmehl kommt es überhaupt nicht vor.

Nach Berichten der Ernährungsexperten Dr. Bicknell und Dr. Preskott führt die Krankheitsgeschichte von Kindern, die bereits von Geburt an unter Muskelschwund leiden, zu dem Schluß, daß deren Mütter schon während der Schwangerschaft und Stillperiode unter Vitamin-E-Mangel gelitten haben.

Bei Experimenten mit Ratten konnte man beobachten, daß Krebsgewebe nicht weiterwächst, wenn es Blutserum mit Vitamin-E-Zusatz ausgesetzt ist. Fehlt dieses Vitamin aber in der Nährflüssigkeit, geht das Krebswachstum ungehemmt weiter. Durch die modernen Stahlwalzmahlverfahren wird das Vitamin E im Mehl völlig vernichtet. Zweifellos ist darin auch ein Grund für den ungeheuren Anstieg von Degenerationskrankheiten zu suchen, der seit Einführung dieses Mahlverfahrens vor etwa hundert Jahren festzustellen ist.

Prominenten Ernährungswissenschaftlern zufolge wird die tägliche Pro-Kopf-Versorgung mit Vitamin E vor der Einführung von Stahlwalzmühlen auf 100 bis 150 mg geschätzt. Heute enthält unsere Nahrung höchstens ein Zehntel davon.

Die erste Anwendung von Vitamin E bei Herzkrankheiten geht bereits auf das Jahr 1947 zurück. Damals behandelte der Kanadier Dr. Evan Shute seine an Angina pectoris erkrankte einundsiebzigjährige Mutter damit, deren Arme und Beine auch Ödeme aufwiesen. Bereits nach fünftägiger Behandlung mit diesem Vitamin verschwanden die Schmerzen und die Wasseransammlung an den Extremitäten.

Daraufhin wandten Dr. Shute und sein Bruder Wilfred auch bei anderen Herzleidenden Vitamin E an und behandelten damit innerhalb von drei Jahren 4.000 Patienten. Bei achtzig Prozent stellten sich erstaunliche Erfolge ein; die meisten Herzkranken waren danach von ihren schweren Herzbeschwerden befreit. Heute wird in aller Welt Vitamin E mit Q_{10} zur Behandlung von Herzleiden und hohem Blutdruck verschrieben. Auch bei Thrombose, Leber- und Nierenleiden, chronisch offenen Beinen, schweren Verbrennungen und sogar Brand im Anfangsstadium wird es angewandt. Es ist wirklich erstaunlich, was Vitamin E so alles kann:

- Es wirkt gefäßerweiternd, besonders auf die Kapillaren, und fördert so die Durchblutung schlecht versorgter Muskelgewebe. Gewebe und Nerven werden dabei gestärkt.

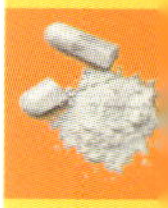

- Es setzt den Sauerstoffbedarf der Muskelgewebe um fünfzig Prozent herab. Damit werden die Durchblutung erhöht und Schmerzen und Atemnot verringert.
- Als Antithrombin – also gerinnungshemmende Substanz – löst es Blutgerinnsel auf beziehungsweise verhindert deren Bildung, ohne den normalen Gerinnungsfaktor negativ zu beeinflussen.
- Es verhindert die Bildung von übermäßigem Narbengewebe und bildet dieses in manchen Fällen sogar zurück.
- Es fördert die Urinausscheidung und hat daher für Herzpatienten mit Wassersucht eine besondere Bedeutung.
- Es erhält und schützt die Blutgefäß- und Kapillarwände und ist deshalb bei Herzschäden besonders wichtig.
- Es steigert die Durchblutung kollateraler Verbindungen – also die Querverbindungen der Blutgefäße – und unterstützt die Bildung neuer Blutkanäle – d.h., den Aufbau von Umleitungen um blockierte Venen und Arterien.
- Es stärkt die Muskelkraft und festigt die Leistungsfähigkeit der Muskulatur. Damit stärkt es auch den ermüdeten Herzmuskel.
- Der wichtigste Faktor von Vitamin E dürfte aber die Tatsache sein, daß es die Wirksamkeit aller anderen Vitamine unterstützt.

Vitamin E gehört zu den Antioxidantien, also zu jenen chemischen Verbindungen, die den zerstörerischen Vorgang der Lipidperoxidation verhindern oder verlangsamen. So verzögern sie zum Beispiel das Ranzigwerden von Fetten – ein Prozeß, der auf der Aufnahme von Luftsauerstoff durch ungesättigte Fettsäuren beruht. Vitamin E verhindert also die Zerstörung lebenswichtiger, empfindlicher Substanzen in unserem Körper durch die Luft – durch den Sauerstoff, den wir auf der anderen Seite zum Leben so notwendig brauchen. Dieser Sauerstoff entwickelt in unserem Körper giftige Oxidationsstoffe aus Fettsubstanzen in der Leber. Der gleiche Vorgang, der Fett – Butter oder auch Schmierfette – an der Luft mit der Zeit ranzig werden läßt, also zerstört, kann sich auch in unserem Körper vollziehen. Dem wirkt vor allem Vitamin E entgegen. Dem Coenzym Q_{10} kommt bei der Nahrungsumwandlung in körpereigene Energie eine eminent wichtige Bedeutung zu, da es andere Enzyme im Organismus aktiviert.

Der Biochemiker John P. Richie von der amerikanischen Universität Louisville erprobt derzeit das Antioxidans NDGA (Nordihydroguaiaretic acid) und hat damit die Lebensspanne von weiblichen Moskitos verdoppelt.

Somit eröffnen sich auch hier interessante Möglichkeiten, um das Problem der Freien Radikale zu bekämpfen.

Wissenschaftler betrachten das Problem des Alterns von jeder nur möglichen Perspektive und warten ständig mit neuen Erkenntnissen und möglichen Gegenmaßnahmen auf. Die Verlängerung des Lebens gehört heutzutage nicht mehr in den Bereich der Utopie, sondern wird der nächste Schritt in der Evolution – und damit im Sinne der Schöpfungsstrategie – sein. Und wenn der Mensch sich und seinen Planeten bis dahin nicht vernichtet hat, hält die Zukunft für ihn eine Lebenserwartung von einigen Jahrhunderten bereit.

Die Nase vorn haben wieder einmal die Amerikaner. Im Januar 1998 wurde der erfolgreiche Abschluß eines Experiments bekanntgegeben, das in naher Zukunft konkrete Konsequenzen haben könnte. Forschern des Medical Center der University of Texas Southwestern ist es erstmals gelungen, das als „Unsterblichkeitsenzym" gepriesene Enzym Telomerase in menschliche Zellen einzubringen und damit deren Lebensdauer wesentlich zu verlängern. Telomerase ist ein Enzym, das die Teilungsfähigkeit einer Zelle erhält. Es findet sich beim Menschen sonst nur in Geschlechts- und Krebszellen. Es bewirkt eine Verlängerung der Telomer-Schutzkappen in den Enden der Chromosomen, die sich im Zuge der Zellteilungen abnutzen. Wenn sie verbraucht sind, tritt der Tod der Zelle ein. Mit Hilfe von Telomerase können auch normale Körperzellen dazu gebracht werden, sich leichter und vor allem länger zu teilen.

Was die Auswirkungen des Experiments angeht, hält man sich in Texas einstweilen bedeckt. Woodring Wright und Jerry Shaw, die Leiter des Projekts, wollen von Visionen einer Lebensverlängerung auf mehrere hundert Jahre nichts wissen. Sie glauben aber, daß mit Hilfe des Enzyms die Vitalität innerhalb der biologischen Lebensspanne von 120 Jahren erheblich verbessert werden kann.

Doch auch auf dem umgekehrten Weg könnte sich die Telomerase als Schlüssel zu revolutionären Verfahren erweisen. Denn wenn es gelingt, die Produktion des Enzyms in Krebszellen zu blockieren, würden diese irgendwann aufhören, sich zu teilen. Das ungehemmte Wachstum des Tumors und die Metastasenbildung könnten so zum Stillstand gebracht werden.

Altern und Tod sind wohl die größte Bedrohung in der Evolution des Menschen. Heute zeichnen sich immerhin Möglichkeiten ab, diesem unvermeidlichen Prozeß entgegenzuwirken.

Bestandsaufnahme

Alt oder nicht alt? Es geht hier nicht um die Kalenderjahre, sondern vielmehr darum, ob Sie sich alt fühlen. Nach wissenschaftlichen Ermittlungen aus den USA sind Sie alt, wenn

- Sie glauben, alles gelernt zu haben, was für Sie notwendig ist.
- Sie sich schon einmal dabei erwischt haben zu sagen: *„Dafür bin ich zu alt."*
- Sie das Gefühl haben, daß im Morgen keine Hoffnung mehr liegt.
- Sie kein Interesse mehr an jugendlichen Späßen haben, sondern diese eher als verdrießlich empfinden.
- Ihnen Reden lieber ist als Zuhören.
- Sie sich nach den „guten alten Zeiten" zurücksehnen, die Sie für die besten halten.
- Sie weder Ihren Freunden, Nachbarn noch der Gemeinschaft gegenüber hilfsbereit sind.
- Sie keine Pläne für die Zukunft haben.
- Sie in Streitgesprächen nicht recht haben, aber recht haben wollen.

Es geht nicht nur darum, viele Jahre zu leben, sondern vor allem darum, den Jahren mehr Leben zu geben und sich an ihnen zu erfreuen. Das bedeutet, daß Ihnen die lebensverkürzenden Einflüsse bekannt sind und von Ihnen beherrscht werden müssen. Wenn Ihnen der Lebenswille fehlt, muß er unabhängig von Ihren Kalenderjahren entwickelt werden.

Dr. Thomas Holmes, Professor der Psychiatrie an der Universität Washington, hat eine Skala ausgeklügelt, die den verschiedenen positiven oder negativen Einflüssen eine Punktewertung zuteilt. In der von ihm beobachteten Bevölkerungsgruppe ließ sich dabei folgendes feststellen: Wenn innerhalb eines Jahres so viele Veränderungen eintreten, daß die Summe der Punkte 300 erreicht oder gar übertrifft, ist ein gefährlicher Grenzwert erreicht. Den Holmesschen Untersuchungen zufolge erkrankten nämlich achtzig Prozent derjenigen, die 300 Punkte überschritten haben, an schweren Depressionen, litten an Herzanfällen oder anderen schwerwiegenden Erkrankungen.

Das Holmessche Schema berücksichtigt dabei die nachfolgend aufgeführten Veränderungen im menschlichen Leben und ordnet ihnen die nebenstehende Punktzahl zu:

EREIGNIS	Punkte
Tod des Ehepartners	100
Scheidung	73
Trennung	65
Gefängnisaufenthalt	63
Tod naher Familienmitglieder	63
Persönliche Verletzung oder Krankheit	53
Heirat	50
Erwerbslosigkeit	47
Eheschließung	45
Ruhestand	45
Erkrankung eines Familienmitgliedes	44
Schwangerschaft	40
Sexuelle Schwierigkeiten	39
Familienzuwachs	39
Veränderung in der Vermögenslage	38
Tod eines nahen Freundes	37
Berufswechsel	36
Wortwechsel mit Ehepartner	35
Verfallserklärung eines Kredits	30
Verantwortungswechsel am Arbeitsplatz	29
Kind verläßt das Elternhaus	29
Ärger mit angeheirateten Verwandten	29
Bedeutende persönliche Errungenschaften	28
Berufliche Veränderung des Partners	26
Schulanfang oder -ende	26
Änderung persönlicher Angewohnheiten	24
Ärger mit dem Chef	23
Wohnungswechsel	20
Schulwechsel	20
Ferien	13
Geringfügige Gesetzesübertretungen	1

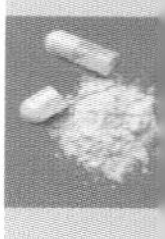

Neben den psychologischen und sozialen Einflüssen spielt vor allem unsere Lebensweise, insbesondere aber unsere Ernährung eine entscheidende Rolle. Wie der englische Gerontologe Dr. Comfort in Ernährungsexperimenten mit Ratten nachgewiesen hat, *„kann die Uhr, die Altersveränderungen bestimmt, angehalten, erneut in Gang gebracht und auch verlangsamt werden.“* Allerdings liegt das Hauptproblem in der Ergründung der für den zeitlichen Ablauf im Lebensprogramm verantwortlichen Komponenten.

Werden wir älter, weil verschiedene nicht zu ersetzende Zellen sterben? Sind die im späteren Leben produzierten Zellen minderwertiger als solche aus früheren Lebensabschnitten? Oder spielt beides eine Rolle und darüber hinaus vieles andere, von dem wir nichts wissen?

Comfort sagt dazu: „*Viele der so alterstypischen Gewebeeigenschaften wie Runzeln, schlaffe Haut, verhärtete Arterien und dergleichen mehr können auf Veränderungen des Kollagens im Gewebe zurückgeführt werden. Derartige Veränderungen zeigen sich zum Beispiel in den Unterschieden in der Gewebestruktur eines jungen, knusprigen Hähnchens und eines alten, zähen Suppenhuhns.*“ Dagegen verändern sich andere Zellen, z.B. Knorpelzellen, im Lauf des Lebens kaum und können sogar den Tod um viele Stunden „überleben“.

Mit dem Weg zum Tod sind nicht nur eine Reihe von Nebenerscheinungen verknüpft, sondern er wird fast immer durch Krankheiten kompliziert. Denn einige Altersveränderungen, etwa die der Blutgefäße, verursachen über ihr physisches Ausmaß hinaus unverhältnismäßig großen Schaden. Das eigentliche Problem liegt allerdings in der Tatsache, daß sich der Mensch schon seit jeher durch soziologische, psychische und ernährungsbedingte Belastungen vorzeitig umbringt. Es steht völlig außer Zweifel, daß der Alterungsprozeß durch die Anforderungen der Wohlstandsgesellschaft, durch Rauchen, Streß, Aufregungen und auch Langeweile beeinflußt wird.

Physiologisch gesehen läuft der Alterungsprozeß bei den Menschen mit unterschiedlicher Geschwindigkeit ab. Nicht einmal die Organe ein und desselben Körpers altern gleichzeitig. Dazu zog Dr. N. J. Berril von der McGill-Universität in Montreal, Kanada, einmal folgenden Vergleich:

„*Wenn ein Sechsundzwanzigjähriger auf seinem Geburtstagskuchen auch 26 Kerzen zählt, können sein Herz und seine Muskeln trotzdem so alt sein wie die eines Mannes von 32 Jahren, seine Arterien sogar vierzig; aber sein Gehirn nur 19 Jahre.*“

Jeder von uns hat Bekannte oder Freunde in den Dreißigern. Einige von ihnen könnten dem Aussehen und Benehmen nach bereits ein halbes Jahrhundert auf ihren hängenden Schultern mit sich herumschleppen. Wohingegen andere mit sechzig oder mehr Lebensjahren noch imstande sind, sich ohne weiteres eine Nacht um die Ohren zu schlagen und am nächsten Morgen ihrer Arbeit ohne Brummschädel nachzugehen.

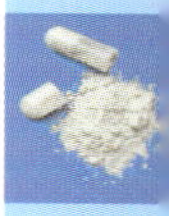

Man kann in jedem Lebensalter zwischen zwanzig und sechzig Jahren ergrauen. Das bestätigt die Behauptung einiger Gerontologen, daß es keinen Fixpunkt für das Einsetzen von Alterserscheinungen gibt. Allem Anschein nach zieht sich der Prozeß des Alterns sogar über unser ganzes Leben hin. Neben psychologischen und sozialen Einflüssen spielt vor allem unsere Lebensweise, insbesondere aber die Ernährung eine entscheidende Rolle im Alterungsprozeß.

Kraftstoffe des Lebens

Im Lauf seines Lebens vertilgt der Mensch einen Nahrungsberg von etwa fünfzig Tonnen und wiegt dennoch durchschnittlich nicht mehr als etwa 150 Pfund. Selbst im Körper des Korpulentesten bleiben von den konsumierten Mahlzeiten nur winzige Fraktionen zurück. Der größte Teil der durch den Verdauungsprozeß absorbierten Nahrung wird früher oder später wieder ausgeschieden. Nur wenige Nährstoffe passieren unseren Körper unverändert. Die meisten werden durch einen der zahlreichen Vorgänge, die Stoffwechsel genannt werden, verändert oder umgewandelt.

Die Voraussetzung des Lebens ist der Abbau von Nährstoffen, da dieser die zur Erhaltung des Lebens notwendige Energie liefert. Der Körper ist in gewisser Beziehung mit einer Flamme zu vergleichen. Denn unter Nutzung von Sauerstoff aus der Luft werden Kraftstoffe der Nahrung verbrannt. Dabei wird Energie in Form von Wärme oder Antriebskraft für körperliche Aktivität freigesetzt. Dieser Verbrennungsprozeß vollzieht sich langsam und schrittweise, damit die Energie des Lebensfeuers nach und nach freigegeben werden kann.

Für die stufenweise Stoffwechselregulierung sind Tausende verschiedenartiger Riesen-Eiweißmoleküle – Enzyme – verantwortlich. Sie befinden sich in allen Körperzellen. Allein durch diese Enzyme werden die gesamten chemischen Vorgänge des Körpers überhaupt erst ermöglicht. Denn das Lebensfeuer brennt nicht nur langsam, sondern zudem noch in der Innenwelt des Körpers, die zu Dreiviertel aus Wasser besteht.

Das Rohmaterial des Stoffwechsels sind diejenigen Nährstoffe oder Bruchstücke der Nahrung, die mit der Verdauung absorbiert werden. Sie werden im Blut zu den Zellen des Körpergewebes transportiert, dringen ein und werden von ihnen als Treibstoff oder Baumaterial benutzt. Der Ökonomie des Organismus wäre offensichtlich schlecht gedient, wenn Nährstoffe wahllos verbrannt würden, wenn z.B. den Handmuskeln für Reparaturzwecke keine Aminosäuren mehr zur Verfügung stünden, weil diese durch die Armmuskeln alle aufgebraucht, also verbrannt wären. Welche Art Kraftstoff also jeweils benutzt wird, muß daher einer strikten Überwachung unterstehen.

Die erste Kontrollstation ist die Leber. Sie filtert Aminosäuren und Kohlehydrate aus dem Blut, sobald es den Verdauungstrakt verläßt und in den allgemeinen Blutkreislauf übergeht. Einige dieser Nährstoffe benötigt die Leber selbst, aber ihre Hauptaufgabe besteht darin, die Nahrungsversorgung des Körpers genau zu überwachen und zu regeln.

Werden Kohlehydrate absorbiert, behält die Leber die Menge zurück, die sie braucht, um ihr eigenes Kohlehydratdepot in Form von Glykogen (Leberstärke) aufrechtzuerhalten. Sobald dann die Kohlehydrate im Blut aufgebraucht sind, gibt sie diese wieder frei. Mangels eines eigenen Proteinspeichers filtert die Leber Aminosäuren aus dem Blut, um Plasmaproteine herzustellen, die sie dem Blut wieder zufügt.

Der Aminosäuregehalt des Organismus wird durch verschiedene Hormone kontrolliert – besonders Wachstumshormone und Insulin –, die auch den Verbrauch an Kohlehydraten regulieren. Dieser Hormonspiegel im Blut ist dafür verantwortlich, die Anzahl der Aminosäuren zu überwachen, die z.B. dem Blut durch Muskelgewebe entzogen werden können. Sobald Aminosäuren in die Zelle eindringen, benutzt sie davon die zum Wachstum oder zu Reparaturzwecken erforderliche Menge und verbrennt den Rest – genau wie sie es mit Fetten und Kohlehydraten tut.

Wir bestehen aus der Nahrung, die wir zu uns nehmen. Da es sich bei unserer Körpersubstanz vorwiegend um Wasser handelt, kann es auch nicht weiter verwundern, daß unser Hauptnahrungsanteil Wasser ist. Wir konsumieren täglich in fester Kost und in Form von Getränken gut zwei Liter Flüssigkeit. Sowohl das eine als auch das andere kann beträchtlichen Schwankungen unterworfen sein, doch ändert dies nichts an der Tatsache, daß die Hälfte unserer Nahrung Wasser ist. Der Rest setzt sich aus einer Mischung von Kohlehydraten, Fett und Protein zusammen. In der westlichen Welt enthält die Kost durchschnittlich etwa 300 Gramm Kohlehydrate, ca. 150 Gramm Fett sowie 125 bis 150 Gramm Protein.

Der hauptsächliche „Treibstoff" unseres Körpers entstammt Kohlehydraten, Fetten und Eiweißstoffen. Die daraus gewonnene Energie wird in Kalorien gemessen. So entsprechen 30 Gramm Fett rund 250 Kalorien, während die gleiche Menge der meisten Kohlehydrate nur etwa 110 Kalorien bedeuten. Äthanol bzw. reiner Alkohol sind die Ausnahme unter den Kohlehydraten, denn knapp 30 Gramm davon liefern – wäre er unverdünnt genießbar – fast 200 Kalorien. Normalerweise verstehen wir unter alkoholischen Getränken verdünnte Lösungen. Denn selbst in hochprozentigen Spirituosen ist meist nur ein Drittel Alkohol enthalten – also 65 Kalorien pro 30 Gramm. Die gleiche Kalorienzahl liefern Kohlehydrate und das für die Körperstruktur wichtige Protein.

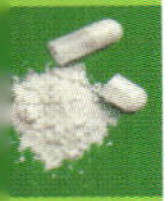

Unsere Nahrung enthält zwei verschiedenartige Kohlehydrate. Die süßschmeckenden werden im allgemeinen Zucker genannt, während die anderen als Stärken bezeichnet werden; ihr Geschmack ist fade, und sie sind in allen Getreideprodukten enthalten. Eine der einfachsten Zuckerarten ist Glukose. Und gerade dieses Kohlehydrat wird von den Körperzellen benötigt. Normalerweise aber verstehen wir unter Zucker eine Sukrose genannte Verbindung aus einem einfachen Glukosemolekül und einem anderen einfachen Kohlehydrat mit Namen Fruktose. Auch Stärken setzen sich aus Glukoseeinheiten langer verzweigter Ketten zusammen. Während des Verdauungsprozesses vollzieht sich die Aufspaltung der komplizierten Kohlehydrate in Glukose oder Fruktose, je nachdem woraus die Kohlehydrate bestehen.

Proteine setzen sich ebenfalls aus Ketten einfacher „Bausteine“, den Aminosäuren, zusammen. Es gibt zwanzig verschiedene, deren Name von der Aminogruppe abgeleitet wird, die Nitrogen enthält. Vom Körper werden Tausende unterschiedlicher Proteine produziert, die sich ihrerseits aus verschiedenen Aminosäuren in unterschiedlicher Reihenfolge zusammensetzen. Für den Organismus ist dabei zur Proteinproduktion die richtige Mischung notwendig. Von den zwanzig im Protein vorhandenen Aminosäuren können nur acht im Körper nicht hergestellt werden.

Diese acht sind daher auch kritisch in der Nahrung. Fällt nämlich auch nur eine einzige dieser notwendigen Aminosäuren aus, wird deren Proteinsynthese verhindert, und die übrigen Aminosäuren werden dadurch nutzlos.

FETTSPEICHER

Fette bestehen aus Glyzerinmolekülen, die mit drei Fettsäuremolekülen verbunden sind. Wenn wir auch oft zwischen Ölen und Fetten unterscheiden, geschieht dies doch durchaus willkürlich. Denn Öle sind lediglich flüssige Fette, wobei die zum Schmelzen von Fetten notwendige Temperatur allein durch die darin befindlichen Fettsäuren bestimmt wird. Ungesättigte Fettsäuren schmelzen schon bei sehr niederen Temperaturen, und Öle, die solche ungesättigten Fettsäuren enthalten, sind beinahe alle flüssig. Sie befinden sich in vielen Pflanzenölen und auch im Gewebe von Tieren, die in sehr kaltem Klima leben – Fische und Wale gehören dazu.

Cholesterin ist eine der zusätzlichen Verbindungen tierischer Fette. Der Körper kann sich selbst damit versorgen. Aber jedes Übermaß in der

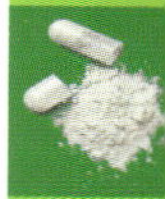

Nahrung wird zuerst einmal absorbiert und muß dann wieder ausgeschieden werden. Besonders cholesterinreich sind Eigelb, Butter, Sahne und fettes Fleisch. Obwohl Cholesterin als notwendige Körperkomponente gilt, wird angenommen, daß übermäßige Mengen Fett in Form tierischer Produkte zu einem Übermaß an Cholesterin und damit zu Herzkrankheiten und Arterienverkalkung führen. Gallensteine bestehen übrigens in der Hauptsache aus Cholesterin.

Die durch Nahrung gelieferte Energie braucht der Organismus für den Wärmehaushalt und die körperliche Aktivität. Sobald wir mehr essen, als dafür nötig ist, wird überflüssige Energie im Körper in Form von Triglyceriden gespeichert. Denn im Körper von Wirbeltieren bilden Triglyceride das Depotfett. Um zuzunehmen, gibt es also nur einen Weg: Zuviel „Energie essen“. Dementsprechend bedeuten Abnehmen und Diät: Entweder weniger essen oder mehr Energie verbrauchen. Da der Körper Kohlehydrate und Proteine in Fett umwandeln kann, ist es noch keine Diätmaßnahme, auf die Zufuhr von Fett zu verzichten. Es wird immer wieder behauptet, daß Kohlehydrate dick machen, während Proteine schlank erhalten. Diese Theorie scheint etwas für sich zu haben, denn die Anzahl der Kalorienwert ist bei beiden Stoffen gleich. Trotzdem wirken sie sich unterschiedlich aus, weil Nahrung, die wir *nicht* zu uns nehmen, auch nicht ansetzen kann. Wir können nämlich relativ viel Kohlehydrate, insbesondere Zucker, essen ohne uns gesättigt zu fühlen, doch begnügen wir uns weniger Kalorien, sobald unsere Kost nur aus Protein und Fett besteht.

Die vom Einzelnen benötigte Kalorienzahl wird durch viele Dinge beeinflußt, auch wieviel jeder von uns essen kann, um zu- oder abzunehmen. Körperliche Arbeit kann einen enormen Energieverschleiß bedeuten. Geistige Arbeit allein erfordert dagegen keinen hohen Energieaufwand. Bei gleicher körperlicher Aktivität verbrauchen große Menschen mehr Kalorien als kleine und Frauen weniger als Männer. Kinder, schwangere und stillende Frauen haben einen höheren Energieaufwand, bedingt durch das Wachstum und das Stillen des Säuglings. Beim individuellen Kalorienverbrauch spielt die vom Körper benötigte Energiemenge die bestimmende Rolle. Sie wird durch die Stoffwechselrate – also die Stoffwechselgeschwindigkeit bei einem Menschen im Ruhezustand – festgelegt bzw. gemessen.

Die der Körpergröße jeweils angeglichene Stoffwechselrate ist bei einem Neugeborenen niedrig, erreicht jedoch im zweiten Lebensjahr einen rapiden Höhepunkt. Danach sinkt sie bis zur Pubertät langsam wieder ab und bleibt dann konstant, bis der Mensch ausgewachsen ist. In den mittleren Jahren und im Alter nimmt sie dann langsam wieder ab – Veränderungen, die parallel zueinander verlaufen und große Unterschiede im benötigten Nahrungsbedarf verursachen können. Bei permanent Hungernden fällt die Stoffwechselrate um vierzig Prozent ab, um den Nahrungsmangel auszugleichen.

Heranwachsende Kinder haben den größten Proteinbedarf, da für den Wachstumsprozeß Protein erforderlich ist. Erwachsene brauchen es dagegen zur Erhaltung des Körpergewebes, und täglich etwa dreißig Gramm hochwertigen Proteins sind dafür ausreichend. Es ist in fast jeder ausgewogenen Kost enthalten, da die meisten Nahrungsmittel erstaunlich proteinreich sind. Brot liefert z.B. fast die gleiche Menge wie Rindfleisch, Milch oder Wasserkresse.

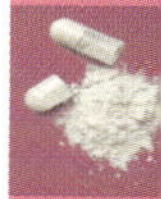

Vom Blatt zum Fleisch

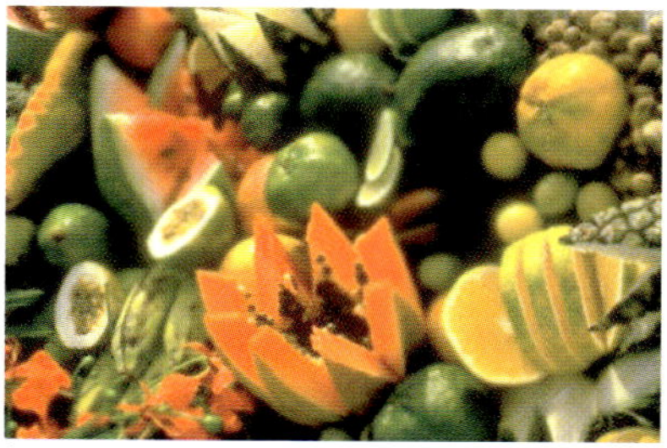

So wie der Mensch selbst hat sich auch seine Ernährungsweise über Millionen Jahre entwickelt – von der Kost der ersten Affenarten, die sich ihr Futter in den Bäumen tropischer Urwälder suchten, bis zum heutigen Menschen, der sich vorwiegend von Fleisch ernährt. Die erste Änderung trat ein, als sich der Vorläufer des „weisen Menschen“, des Homo sapiens, auf die Hinterbeine stellte, um aufrecht zu gehen, und seine Greifhände mehr zu nutzen begann. Von da an wurde Fleisch seine Hauptnahrung.

Fette, Fleisch und Proteine gehören seit mehreren Millionen Jahren zu seiner Kost, während Stärken und Zucker als Teil der Grundnahrung wahrscheinlich erst etwa 15.000 Jahre alt sind. Leben unterscheidet sich von Nichtleben durch seine Anpassungsfähigkeit an Umweltveränderungen. So können Veränderungen der strukturellen, funktionellen und Verhaltensmuster bei Tieren das Nerven- und Drüsensystem sowie die Enzymtätigkeit der Zellen mit einbeziehen.

Enzyme und Fermente sind besondere, aktive Eiweißstoffe, die von lebenden Zellen erzeugt werden. Es sind Katalysatoren, die chemische Auf- und Abbaureaktionen lenken und beschleunigen. Die lebende Zelle erzeugt eine Unzahl verschiedenartiger Enzyme, von denen jedes einzelne nur einen ganz bestimmten, scharf umrissenen Vorgang beeinflußt. In jeder unserer Körperzellen treiben Enzyme den Prozeß voran, der uns Leben und Energie verleiht.

Für die entscheidende Anpassungsfähigkeit und den Fortschritt der Evolution im menschlichen Organismus waren in der Hauptsache Gehirn und Nerven verantwortlich. Dabei ist die Leistungsfähigkeit des Gehirns vor allem von der Funktionstüchtigkeit des Drüsensystems und der Enzymtätigkeit der Zellen abhängig. Hormone, die über das Drüsensystem in die Blutbahn gelangen, regulieren die Körperfunktionen. Und Katalysatoren sorgen für die biochemischen Reaktionen, durch die das Gehirn letztlich formulieren und über die Nervenleitungen des Organismus Nachrichten übermitteln kann.

Seit seiner Existenz war der Mensch gezwungen, sich vielen schädlichen Einflüssen auszusetzen und anzupassen. Er mußte sich an Hitze und Kälte gewöhnen, mit Nässe und Dürre fertig werden, Verletzungen und Infektionen überstehen, vor allem aber immer wieder Ernährungsumstellungen verkraften.

Wie hat sich nun dieser Anpassungsprozeß – hauptsächlich in der Ernährung – über die Jahrmillionen seiner Entwicklung bis zum heutigen Tag ausgewirkt?

Die Anpassungsfähigkeit einer Art kann aus zweierlei Gründen ungenügend sein: Einmal, weil der Organismus nicht in der Lage ist, schnell genug zu reproduzieren, um sich einer neuen Streßsituation gegenüber behaupten zu können. Zum anderen, weil er ununterbrochene, über einen langen Zeitraum andauernde Überlastungen nicht aushält. Im Verlauf der irdischen Lebensgeschichte hat sich immer wieder gezeigt, daß Anpassungsunfähigkeit der erstgenannten Ursache zum Untergang vieler Arten führte, z.B. der Dinosaurier. Probleme der zweiten Art, die besonders auf unsere Zeit zutreffen, hat der Kanadier Professor Hans Selye aus Montreal eingehend untersucht. Als Pionier und Kapazität auf dem Gebiet der Streßforschung hat er erheblich zum besseren Verständnis dieser Situation beigetragen. Selye definiert Streß als das Bemühen, das Ringen um die Anpassung an einen schädlichen Faktor.

Die Entwicklung vom Affen zum Menschen soll durch die in fernster Vergangenheit so reichhaltige Nahrung entscheidend beeinflußt worden sein. Vor Jahrmillionen waren Asien, Europa und Afrika noch miteinander verbunden und von endlosen Regenwäldern bedeckt. In diesen tropischen Urwäldern hausten unter vielen Affenarten auch die Anthropoiden, eine Unterordnung der Primaten, von denen wir abstammen sollen.

Im großen Ganzen ernährten sie sich von Früchten, Wurzeln, Nüssen, Pflanzenschößlingen und Blättern, fraßen aber auch zusätzlich Raupen, Insekten, Vögel und deren Eier sowie kleinere Tiere und Fische, wenn sie diese erwischten. Als die Urwälder ihre beste Zeit hatten, lebten sie so in Hülle und Fülle, hausten auf den Bäumen und brachten sich in den Kronen in Sicherheit, wenn Feinde auftauchten.

Mit klimatischen Veränderungen fing das Dilemma an. Hitzeperioden trockneten das Land aus, der Urwald lichtete sich, und allmählich wurde er von Grassteppen verdrängt. Anthropoiden und Affen wurden auf immer dichterem Raum zusammengedrängt. Auf den Dschungelinseln jagten sie sich gegenseitig die immer spärlicher werdende Nahrung ab.

Die Steppe wuchs dagegen, und mit ihr breiteten sich Grasfresser wie Pferde und Wild aus, die sich entsprechend vermehrten. Den Anthropoiden und ihren Vettern blieb keine andere Wahl, als sich an die veränderte Umwelt anzupassen; sie mußten entweder das Fleisch dieser Tiere als Nahrung akzeptieren oder vor Hunger sterben. Denn weiden wie die Grasfresser konnten sie nicht, weil ihnen dazu das Kaugebiß und die an Zellulose gewohnten Verdauungsorgane dieser Tiere fehlten. Viele Anthropoiden gingen zugrunde. Die Überlebenden haben sich bis heute als vorwiegend von Pflanzenkost lebende Baumbewohner fortgepflanzt. Nur wenige der Anthropoidenvettern kletterten von den Bäumen herunter und suchten in der Steppe ihr Heil.

Diese Vorläufer des Menschen lernten auf zwei Beinen zu laufen, zu jagen und sich von Fleisch zu ernähren. Das neue Leben in der Steppe war hart für sie. Da sie anfangs zu ungeschickt waren, um größere Weidetiere zu erlegen, mußten sie sich mit verletzten und toten begnügen oder sich von dem am Leben erhalten, was sie am Waldrand fanden, etwa kleinere Nagetiere, die ihre Schlupflöcher verließen, oder Larven, Insekten, Vogeleier, Honig und dergleichen mehr.

Mit der Zeit lernten sie dann, im hohen Gras versteckt, verirrten Weidetieren aufzulauern und sie anzufallen. Als nächstes jagten sie in Horden, schnitten z.B. einer Gazelle den Weg ab, stürzten sich gemeinsam auf die Beute, rissen sie zu Boden und töteten sie. Sie lernten, Steine als Werkzeuge und Waffen zu benutzen, und wurden im Gebrauch ihrer Augen, Hände und des Gehirns immer kreativer. Über Jahrmillionen entwickelten sie sich so langsam zu Menschen und fingen an, sich durch eine primitive Sprache zu verständigen.

Mit der sich weiter und weiter ausdehnenden Steppe vermehrte sich gleichzeitig das Futterangebot für die wachsenden Antilopen-, Büffel-, Pferde- und Rinderherden beträchtlich. Und damit auch das Jagdangebot des frühen Menschen, dem er immer kühner und gewitzter mit neuen Waffen – Schlingen, Knüppeln und Speeren – nachging, um seinen Lebensunterhalt sicherzustellen. Vor rund 900.000 Jahren entdeckte er dann das Feuer und konnte so die Eiszeiten überstehen.

Der Anpassungsprozeß, durch den sich der auf den Bäumen lebende Vegetarier zum Fleisch, Knochenmark und Fett konsumierenden Höhlenbewohner wandelte, war außerordentlich schwierig, forderte seine Opfer und zog sich über einen unendlich langen Zeitraum hin. Wie durch die Fossilienforschung nachgewiesen werden konnte, haben sich die Menschenaffen in dieser Zeit nicht verändert. So besitzen z.B. die Schimpansen heute noch die gleiche Knochenstruktur wie ihre vorzeitlichen Urahnen

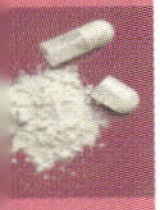

und leben nach wie vor von vorwiegend vegetarischer Kost. Ihre vormenschlichen Vettern, die in die Steppe zogen und Fleischverzehrer wurden, haben sich dagegen beachtlich geändert. Damit wurde gleichzeitig ein wesentlicher Schritt zur Entwicklung der menschlichen Gestalt und Intelligenz eingeleitet.

Zu den Veränderungen, die im Zusammenhang mit der Ernährungsumstellung stehen, gehörte auch die Bildung spitzer Eckzähne, links und rechts der oberen Schneidezähne, die für den Fleischesser wichtig sind. Größere Bedeutung kam der Entstehung neuer Wege des Stoffwechsels in der Zelle zu, da Leber und andere Gewebe auf diese Weise nun statt der alten Nahrung tierische Fette und Proteine in Substanzen umsetzen konnten, durch die die Muskeln und Organe mit Energie versorgt wurden.

Aber am wichtigsten für unsere hominiden Vorfahren war die Tatsache, daß diese neuen Stoffwechselprozesse die Nutzung chemischer Bausteine ermöglichten – hauptsächlich ungesättigte Fettsäuren aus dem Fleisch von Pflanzenfressern –, die zur Entwicklung eines größeren und fähigeren Gehirns beitrugen.

Ein Heer von Enzymen ist für die komplizierten chemischen Reaktionen der Zellen verantwortlich. Sie versetzen unseren Körper in die Lage, seine Arbeit reibungslos zu verrichten. Und diese Enzyme wurden durch Tausende von Generationen perfektioniert, die sich anfangs überwiegend von Pflanzenkost und später vorwiegend von Fleisch ernährten.

Im Zusammenhang mit der Ernährungsproblematik haben Wissenschaftler festgestellt, daß ein reibungsloser Mutationsprozeß und natürliche Zuchtwahl von einer ständigen Versorgung mit geeigneter Nahrung und einer einigermaßen stabilen Umwelt abhängen. Es konnte z.B. nachgewiesen werden, daß die Elefanten der afrikanischen Tierreservate aufgrund einer Nahrungsumstellung – als Konsequenz zu den Einschränkungen ihrer gewohnten Nomadenernährung in den Wäldern – im selben Verhältnis ausgerottet wurden, wie durch die Aktivitäten illegaler Elfenbeinjäger. Möglicherweise führt die chemische Behandlung von Nahrungsmitteln in den Industriegesellschaften zu ähnlich negativen Veränderungen. Vielleicht kann nicht einmal Selbstausrottung durch Degenerationserkrankungen ausgeschlossen werden. Für uns ist es fünf Minuten vor zwölf. Eine Umkehr in der Umwelt- und Ernährungspolitik ist längst überfällig und hängt in Europa und Amerika buchstäblich mit Leben oder Tod zusammen.

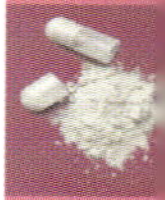

Nahrungszeitbombe

Seit Ende des vorigen Jahrhunderts, als die bis dahin unbekannten „Veredelungs“- und Verfälschungsverfahren unserer Grundnahrungsmittel auf breiter Ebene einsetzten, wurden die westlichen Zivilisationen in zunehmendem Maß von neuen epidemischen Krankheiten heimgesucht. Degenerative Herz-, Kreislauf-, Nerven-, Arterien-, Krebs- und andere Leiden lösten die Infektionskrankheiten ab, von denen frühere Generationen geplagt waren und gegen die uns die Pharmaindustrie heute schon weitgehend zu schützen in der Lage ist. Wenn wir nun plötzlich die Chemie unseres so lange an Fleisch gewöhnten Organismus durch hohe Dosen verfeinerter Stärken, Zucker und eine Anzahl neuer chemischer Schadstoffe ersetzen, muß mit einem Zusammenbruch wichtiger Zellvorgänge gerechnet werden. Und das hat sich bereits erwiesen. Die außerordentliche Gefahr, die mit einem Eingriff in die Enzymtätigkeit der Zelle verbunden ist, scheint den meisten kaum bewußt zu werden.

Strenggenommen ist Ernährung nichts anderes als ein Auswertungsprozeß der Nahrung durch den Organismus. Unter *Ernährungszustand* wird die körperliche Verfassung verstanden, die aus dem Prozeß und den Ergebnissen entsteht, die zur Balance zwischen Nahrungszufuhr und Körperverbrauch führen. Eine gesunde Ernährung mit allen lebenswichtigen Stoffen bedeutet also nichts anderes, als den individuellen Bedürfnissen von Nahrung, Energie und Ästhetik gerecht zu werden, und darf keine natürlichen oder künstlichen Schadstoffe für den Körper enthalten.

Professor Ludwig Prokop, Direktor des österreichischen Instituts für Sportmedizin, sagte dazu auf einer Tagung, die in Hamburg unter dem Motto: „Leistungseinbußen durch Mangel an Nährstoffen“ bereits vor dreißig Jahren stattfand: *„Die Vorstellung, daß durch das Überangebot der verschiedensten Lebensmittel in der heutigen Wohlstandsgesellschaft die Ernährungssituation der Bevölkerung optimal wäre, hat sich leider als große Fehleinschätzung erwiesen. Gerade die einseitige Überernährung, verbunden mit dem Verlust jedes natürlichen Instinkts für die richtige Kost, und die unverantwortliche, unbewußte Programmierung der Essensgewohnheiten durch die Werbung, hat zahlreiche, bedenkliche Gesundheitsprobleme aufgeworfen. Es ist naheliegend, daß mit einer falschen Ernährung gleichzeitig die Leistungsfähigkeit in Alltag und Beruf beeinträchtigt wird, und damit bei dem heutigen beruflichen Leistungsdruck Fehlleistungen, Überlastungsprobleme und echte gesundheitliche Schäden auftreten...*

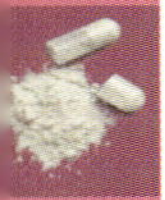

Dazu scheint die Feststellung sehr wesentlich – und das gilt speziell für Vitamine, Mineralstoffe und Spurenelemente –, daß bereits relativ lange bevor noch klinische Mangelsymptome auftreten, die allgemeine Leistungssituation, die Kondition, deutlich reduziert wird. Treten dann die ersten klaren Symptome auf, so wird oft durch einseitige und unbiologische, sogenannte ‚moderne' Diätformen die Situation noch zusätzlich verschärft...

Schließlich geht es auch um die Frage, wieweit durch eine Aufwertung der Kost mit Vitaminen oder anderen Biokatalysatoren nicht nur eine Verbesserung der allgemeinen Leistungssituation, sondern auch eine Schutzwirkung gegenüber äußeren und inneren Streßfaktoren erreicht werden kann."

Auf der gleichen Tagung sagte der Privatdozent Dr. Klaus Pietrzik, Oberassistent am Institut für Ernährungswissenschaft der Universität Bonn, unter anderem: „*Untersuchungen aus verschiedenen Ländern weisen übereinstimmend darauf hin, daß trotz einer Überversorgung an Kalorien dagegen die wünschenswerte Höhe der Vitamine nicht immer gewährleistet ist... Statistische Auswertungen des Ernährungsberichtes zeigen, daß die Aufnahme bestimmter Vitamine, insbesondere bei Kindern und Jugendlichen, bis zu dreißig Prozent unter den Empfehlungen für die wünschenswerte Höhe liegt...*"

So ergab sich aus einer Untersuchung der Gemeinschaftsverpflegung von vierzehn Großküchen einer westdeutschen Großstadt folgendes Resultat: In Krankenhäusern, Altenheimen, Ganztagsschulen und bei der mobilen Essensversorgung wurden 8.600 Menschen – 3,6 Prozent der Gesamtbevölkerung – auf diese Weise verpflegt. Die Ernährungsrichtlinien in bezug auf Kupfer, Magnesium, Zink und Ascorbinsäure wurden dabei eingehalten. Aber es zeigten sich folgende Abweichungen und Fehler:

- Die Verpflegung enthielt mit 52% Fett zuviel Kalorien.
- Der benötigte Eiweißgehalt war 1,7fach überhöht.
- Der Phosphor-, vor allem aber Natrium- und Cholesteringehalt war viel zu hoch.
- Mangelhaft war dagegen die Versorgung mit Linolsäure, Vitamin A, Vitamin E, Kalium, Kalzium und Eisen
- Die Höchstwerte für Kadmium waren wiederum weitgehend ausgeschöpft.

Besonders beunruhigt waren die Wissenschaftler über den Kochsalzgehalt der Gemeinschaftsverpflegung. Denn allein schon mit der Mittagsmahlzeit war die erforderliche Tagesmenge um das 2,5fache überhöht, abgesehen von der Unsitte des gewohnheitsmäßigen, zusätzlichen Nachsalzens.

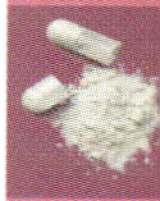

Der Präventivmediziner Professor Günther Ritzel von der Universität Basel, Präsident der wissenschaftlichen Subkommission der Eidgenössischen Ernährungskommission, argumentierte mit handfesten Zahlen, als er das Ergebnis einer mehrjährigen Studie bekanntgab. Er betonte dabei einen schleichenden Vitamin-B-Mangel in der schweizerischen und deutschen Bevölkerung. Ritzel berichtete, daß von den über viertausend Untersuchten beinahe die Hälfte zeitweise oder regelmäßig zu Vitaminpräparaten griff. Daher mußten statistisch vergleichbare Extremgruppen gebildet werden: Versuchsteilnehmer, die in verschiedener Hinsicht riskant lebten – also Kostwahl, Rauchen und Trinken bevorzugten, zudem keine Vitaminpräparate nahmen –, wurden einer anderen Gruppe gegenübergestellt, deren Konsumverhalten einschließlich der Einnahme von Vitaminpräparaten vernünftig war. Aus dem Ergebnis der Blutanalysen erwies sich eindeutig, daß die Vitaminversorgung der zweiten Gruppe – also derjenigen, die ständig oder zeitweise Vitaminpräparate einnahm, entgegen der allgemeinen Ansicht – in bezug auf alle untersuchten Wirkstoffe weitaus besser war als die der ersten.

Nach Professor Ritzel treten bei Mangel im Vitamin B-Komplex unter anderem folgende Symptome auf: Schnellere körperliche Erschöpfung, leichte Störungen der Herztätigkeit und Empfindlichkeit peripherer Nerven; Hautprobleme und nervöse Störungen.

Professor Carlton Fredericks, amerikanischer Biochemiker und Ernährungswissenschaftler, umreißt den Ernährungszusammenbruch des Körpers so:

„1. Schrittweise entwickeln sich Mangelerscheinungen, die auf unzureichende Ernährung – entweder auf schlechte oder unausgewogene Kost – zurückzuführen sind.

2. Diese Reihenfolge bahnt sich im Blut an. Beginnt sich die Nahrungszufuhr dort zu vermindern, werden Gewebereserven herangezogen. Sind diese erschöpft, wird den Organen Nahrung entzogen. Bereits in diesem Stadium können Fehlfunktionen auftreten – vage oder deutliche Symptome, die bedauerlicherweise meistens nicht als Anzeichen mangelhafter Ernährung erkannt werden. Der nächste Schritt sind Gewebeveränderungen, die nur mikroskopisch zu erkennen sind. Dann folgen Veränderungen des Gewebes, die für das bloße Auge sichtbar werden.

3. Es muß darauf hingewiesen werden, daß vor dem Auftreten alarmierender Symptome – sichtbare Gewebeveränderungen, Zahnfleischbluten, Nervenentzündungen u.a. – keiner dieser Vorgänge erkennbar auf mangelhafte

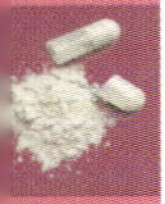

Ernährung oder schlechte ‚Futterverwertung' hinweist. Trotzdem läßt die Vitalität, die Widerstandskraft Infektionen gegenüber schon zu dem Zeitpunkt nach, wo sich Veränderungen nur mikroskopisch feststellen lassen; die Fähigkeit, mit Streß fertig zu werden, läßt nach, Verhaltensstörungen treten auf, und subtile, unerwünschte Persönlichkeitsveränderungen machen sich bemerkbar.“

Vorzeitiges Altern könnte bei zusätzlichen unerträglichen Belastungen der Tribut hierfür sein, unter Umständen sogar bis hin zu Krankheit und Tod. Der Zusammenhang mit Ernährungsmängeln wird oft erst dann erkennbar, wenn äußere Spuren sichtbar werden. Dieser ganze Vorgang wird oft als „Ernährungszeitbombe“ bezeichnet; eine Zeitbombe, die früh programmiert wird und später explodiert.

Insbesondere Tierversuche haben zum besseren Verständnis der Folgen unzureichender und unausgewogener Ernährung beigetragen.

Zum Beispiel sterben Milchziegen oft unverhältnismäßig früh. Aus tierärztlichen Untersuchungen hat sich gezeigt, daß keine Mangelsymptome auftraten, solange die Mineralversorgung im Futter ausreichend war. Sobald jedoch Mängel in der Versorgung spürbar wurden, war das Tier der leidtragende Teil, denn die Milch blieb vorerst von hoher Qualität. Bei zu geringem Mineralgehalt des Futters glich der Organismus des Tieres nämlich die fehlenden Substanzen für die Milch selbst aus. Vor allem Kalzium wird dem Knochengerüst des Tieres buchstäblich entzogen, um den Kalziumspiegel der Milch aufrechtzuerhalten. Ist dieser Zustand von Dauer, werden die Kraftreserven des Tieres schließlich so erschöpft, daß es daran eingeht. Ein derartiger Prozeß kann bei Milchziegen etwa durch Qualitätsfutter mit zusätzlichen Vitamin- und Mineralgaben verhindert werden.

Immer wieder hört man, daß eine gesunde, ausgewogene Kost vollkommen genügt, um den Körper vor Mangelerscheinungen zu bewahren. Leider stimmt das ganz und gar nicht. Denn ohne zusätzliche Substanzen – Vitamine, Mineralien und andere biologische Aufbaumittel – ist es heutzutage nicht mehr möglich, unseren Körper vor Mängeln zu schützen. Ist doch die Qualität unserer Nahrung längst nicht mehr von der Güte wie noch vor hundert Jahren. Unsere Böden sind inzwischen weitgehend ausgelaugt und werden vorwiegend durch chemische Düngemittel „aufgepäppelt“. Aus ökonomischen Gründen wird der Anbau der Felder nicht mehr variiert (Monokultur). Jahr für Jahr werden die Äcker neu bestellt, ohne sich erholen zu können. Dazu kommen neben „Pflanzenschutz“-Mitteln aller Art – Pestizide – Fungizide und Unkrautvertilgungsmittel, die zum Verfall des ökologischen Gleichgewichts beitragen und obendrein von

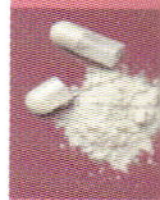

Nutzpflanzen aufgenommen werden. Als Spuren schlagen sie sich letztlich in der für uns bestimmten Nahrung nieder. Von den mit allen möglichen Antibiotika und Hormonen behandelten Schlachttieren ganz zu schweigen. Vergessen werden sollten auch nicht die sogenannten „Veredelungsmethoden“ vieler unserer Nahrungsmittel und die Konservierungsstoffe, die sich auch nicht gerade günstig auf unsere Gesundheit auswirken, z.B. gebleichter Zucker, ausgemahlenes Mehl, gefärbte Lebensmittel, geschälter Reis usw..

Zu Zeiten unserer Groß- oder Urgroßeltern gab es dergleichen nicht. Außerdem bestritten die meisten unserer Vorfahren ihren Lebensunterhalt durch harte, körperliche Arbeit. Ihr täglicher Kalorienverbrauch lag bei 3.500 Kalorien. Dagegen halten sich die meisten von uns heute an etwa 1.800 Kalorien, um eine Gewichtszunahme zu vermeiden. Denn unsere Lebensweise ist bequemer und schwere körperliche Arbeit selten geworden. Aber mit der Hälfte der Nahrungsaufnahme hat sich auch die Zufuhr an Vitaminen, Mineralien und anderen wichtigen Stoffen im Vergleich zu unseren Vorfahren halbiert. Also gibt es für uns nur eine Lösung: Die Mängel müssen auf andere Art ausgeglichen werden.

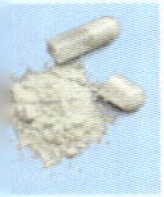

Vorschläge

Im Zusammenhang mit Ihrer Ernährung sollten Sie folgende Regeln berücksichtigen:

1. Nur essen, wenn Sie wirklich Hunger haben! Appetit wird oft mit Hunger verwechselt und ist oft nur Gewohnheit. Echter Hunger dagegen ist ein physiologisches Signal.
2. Bei Müdigkeit und Aufregungen sollten Sie nicht essen.
3. Während der Mahlzeiten möglichst nicht trinken. Lieber eine halbe Stunde vorher oder einige Stunden nach dem Essen.
4. Sorgfältiges Kauen ist besonders wichtig.
5. Süßigkeiten, Gebäck aller Art, weißen Zucker, Limonaden, Cola-Getränke und ähnliches unbedingt meiden.
6. Früchte und Gemüse je nach Saison essen, so weit wie möglich roh.
7. Essen Sie nicht zu viel Fleisch oder Fleischprodukte.
8. Hin und wieder eine Mahlzeit am Tag auslassen.
9. Speisen möglichst nicht kochen, sondern in feinem Pflanzenöl mit sehr wenig Wasser bei geringer Hitze dünsten.
10. Täglich möglichst 1-2 Stunden an der frischen Luft verbringen. Laufen Sie oder arbeiten Sie im Garten.

Inspektion

Ernährungsmangel, fehlende Vitalstoffe, Radikalfänger, Vitamine und Mineralstoffe – Zellschutzsubstanzen – wirken sich auf die Dauer katastrophal aus. Es gibt dafür und für vorzeitiges Altern als Konsequenz verräterische Anzeichen.

So wurden die nachfolgenden Symptome in *jedem Alter* und über Stadt und Land verbreitet, beobachtet. Aufgrund von Untersuchungen konnten sie vorwiegend auf mangelhafte Ernährung – Vitaminmangel – zurückgeführt werden.

Bitte kreuzen Sie an, welche dieser Symptome auf Sie zutreffen könnten:

ALLGEMEINE KÖRPERLICHE MERKMALE

Magerkeit	O	Runde Schultern	O
Fettleibigkeit im Zusammenhang mit welkem, unelastischem Fleisch	O	Schmale, flache Brust	O
		Bleibt beim Eindrücken der Haut lange eine Delle	O

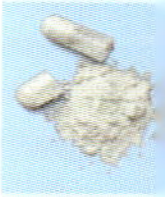

Zurückgebliebenes Wachstum	O	Vorstehender oder Spitzbauch	O
Muskelschwund	O	Schleppender Gang	O
Schlaffe Haltung	O	Schlechte Koordination	O

Gesichtsausdruck

Angespannt	O	Zeitweise hektische Munterkeit mit Streßanzeichen	O
Bekümmert	O		

Hautverfassung

Wächsern	O	Ständige krankhafte „Gänsehaut“	O
Grau	O		
Schlaff	O	Eingerissene Mundwinkel	O
Rauh	O	Brüchige Fingernägel	O
Trocken	O		

Augen und Augenlider

Vergrößerte Äderchen im Augapfel	O	„Gerstenkörner“ auf den Lidern	O
Dünne und gespannte Schleimhautmembranen	O	Zucken der Augenlider bei grellem Licht	O
Rötungen der Augen	O	Trübe Augen	O
Krustenbildung um die Augen	O	Müde Augen	O
		Ringe unter den Augen	O

Zunge, Zähne und Mund

Rissige Zunge	O	Brennende Zunge	O
Geschwollene Zunge	O	Schwammiges Zahnfleisch	O
Belegte furchige Zunge	O	Mundentzündungen	O
Hochrote Zunge	O	Schlechte Zähne	O
Glänzende Zungenspitze	O	Ausfallende Zähne	O
Blutendes Zahnfleisch	O	Keine Zähne mehr	O

Haar

Vorzeitig ergraut	O	Stumpfes Haar	O
Veränderte Haarfarbe	O	Schuppen	O
Trockenes Haar	O	Übermäßiger Haarausfall	O
Sprödes Haar	O		

Allgemeine Verfassung

Hektisch	O	Empfindliche Gelenke	O
Apathisch	O	Verzögerte Heilung von Wunden	O

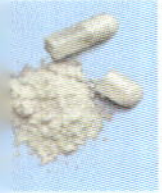

Depressiv O
Konzentrationsschwäche O
Erschöpfungszustände O
Ruhelosigkeit O
Schwindelgefühl O
Allgemeine Schwächezustände O

Schlaflosigkeit O
Mangelnde Widerstandskraft gegen Infektionen O
Kälteempfindlichkeit O
Chronische Kopfschmerzen O

Neigung zu grundloser Nervosität O

Nasenbluten O
Fehlende Ausdauer O
Unlustgefühle O
Mangelnde Vitalität O
Ständige Müdigkeit O
Launisch O
Reizbar O
Unverträglich O
Schlechtes Gedächtnis O
Zittrige Hände O
Grübeleien O
Beinkrämpfe während der Nacht O

Verdauung

Schlechte Verdauung O
Übermäßig wählerisch in der Kost O
Unverträglichkeit vieler Speisen O

Verstopfung O

Blähungen O
Nervöse Verdauungsstörungen O
Magenbeschwerden O
Magengeschwüre O

Mußten Sie mehrere dieser Punkte ankreuzen? Dann wäre es auf jeden Fall besser, Ihren Arzt aufzusuchen. Mangelerscheinungen *müssen* zwar nicht, aber *könnten* der Grund der Beschwerden sein.

Die Amine des Lebens

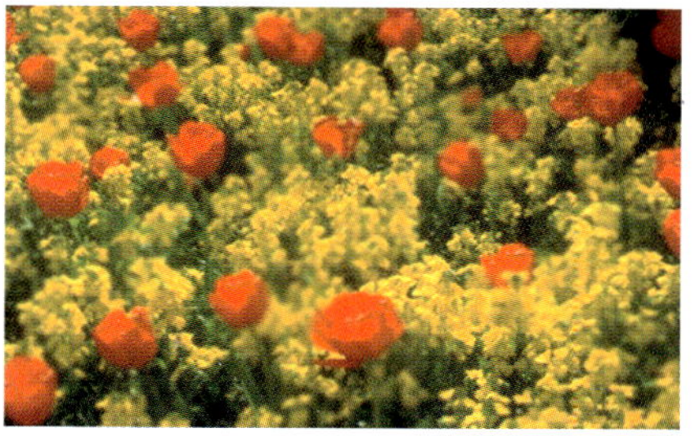

Im Laufe des 19. Jahrhunderts festigte sich bei Wissenschaftlern der verschiedensten Forschungslaboratorien die Erkenntnis, daß Krankheiten wie Rachitis, Skorbut und Beriberi durch bestimmte, in der Nahrung enthaltene Substanzen verhindert werden können.

Diesen rätselhaften Nahrungsbestandteilen hieß es nun auf die Spur zu kommen. Also wurden Versuche mit Labormäusen angesetzt, die erst einmal Futter erhielten, das aus den damals bekannten Grundnahrungsmitteln zusammengesetzt war – Eiweiß, Kohlehydrate, Fett, Mineralsalze und Wasser.

Das wissenschaftliche Interesse galt in dieser Zeit vor allem dem Mineralsalzgehalt der Nahrung und dessen Auswirkungen auf den Organismus. Insbesondere beschäftigte sich der Schweizer Forscher Professor Bunge auf diesem Gebiet. 1881 beauftragte er einen Assistenten damit, junge Versuchsmäuse mit einer Kost aufzuziehen, die so gut wie keine Mineralsalzspuren enthielt.

Diese Diät zeigte schon bald ihre Folgen: Die Tiere überlebten nicht lange. In Folgeversuchen wurde die Kost weiterer Versuchstiere mit Mineralasche aus Milch angereichert, in der Annahme, auf diese Weise die lebensnotwendige Mineralsalzversorgung der Mäuse sicherzustellen. Doch zu Bunges Erstaunen war das zweite Experiment nicht weniger fatal als das erste. Gleichzeitig wurden in Kontrollversuchen andere Mäuse direkt mit Milch ernährt. Sie gediehen prächtig.

Damit stellte sich für Bunge nun die Frage, ob Milch bestimmte organische Substanzen enthalten könnte, die – zusätzlich zu Eiweiß, Kohlehydraten und Fett – zur Erhaltung des Lebens unbedingt erforderlich sind. Praktisch mit dem Schlüssel zur Entdeckung der Vitamine in der Hand gab Bunge seine Versuche dann leider auf. Erst etwa ein Vierteljahrhundert später gelang es drei Wissenschaftlern, unabhängig voneinander die Existenz einer Reihe bis dahin unbekannter, absolut lebenswichtiger Nahrungssubstanzen nachzuweisen.

Da Louis Pasteur etwa zu gleicher Zeit seine Entdeckungen auf dem Gebiet der Mikrobiologie veröffentlichte, wurden zweifellos viele Wissenschaftler unbewußt über die wahren Ursachen von Skorbut, Beriberi und Rachitis – nämlich Vitaminmangel – hinweggetäuscht. Denn statt nach Vitaminen suchten sie nach Mikroben.

Als der polnische Chemiker Kasimir Funk 1912 aus Reisfruchthüllen eine kristalline Substanz isolierte, durch die Beriberi geheilt werden konnte, nannte er sie „vita-amine“. Also Lebens-Amine – organische Basen, die sich vom Ammoniak ableiten. Denn Funk hatte irrtümlich angenommen, daß es sich bei den Vitaminen um Vertreter der Klasse der Amine handeln würde. Aus „Vita-amine“ wurde schließlich das Wort „Vitamin“.

Bis heute ist es gelungen, mehr als zwanzig verschiedene Vitamine zu isolieren, weitere werden noch erforscht.

Manche Vitamine werden durch den Sauerstoff der Luft zerstört, andere wieder durch Hitze, Wasser oder die Nähe anorganischen Eisens.

Der Einfluß von Sauerstoff vernichtet z.B. Vitamin A. Anhaltendes Kochen zerstört dagegen Vitamin B_1 und B_2. Sie werden durch Kochwasser ausgelaugt und durch Licht wirkungslos. Das gleiche trifft auf Vitamin B_6 und Folsäure zu. Vitamin C verträgt weder Wässern noch Kochen und hat in welkem Obst oder Gemüse keine Wirkung mehr. Durch die Nähe anorganischen Eisens wird Vitamin E zerstört.

Vitamine werden in wasser- und fettlöslichen eingeteilt: Zur Gruppe der wasserlöslichen gehören die B-Komplex-Vitamine und Vitamin C. Die fettlöslichen werden durch die Vitamine A, D, E, V und K vertreten.

Der Körper kann fettlösliche Vitamine nur aufnehmen, wenn die Nahrung Fett enthält. Umgekehrt sind Abführmittel auf Mineralölbasis gefährlich, weil sie die Aufnahme fettlöslicher Vitamine verhindern und damit dem Körper vorenthalten können.

Wasserlösliche Vitamine werden im Körper nicht gespeichert und müssen ihm daher täglich wieder zugeführt werden.

Viele Menschen vertreten immer noch die irrige Meinung, daß es sich bei Vitaminen nur um eine Art Modegag handelt. Aber ob wir es wahrhaben wollen oder nicht, Vitamine, Minerale und die aus Proteinen stammenden Aminosäuren sind absolut lebensnotwendig für uns. Ohne ausreichende Versorgung mit diesen Nährstoffen kann sich der Mensch nicht entwickeln, nicht am Leben erhalten und nicht fortpflanzen. Das Wissen über die Vitamine gehört heute zum Allgemeinwissen.

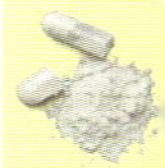

WARUM BRAUCHT DER MENSCH VITAMINE ZUSÄTZLICH?

Unser Nahrungsbedarf ist aufgrund der übermäßigen Anforderungen unserer Zeit, des Stresses, ungewöhnlich hoch. Dagegen sind unsere Chancen, die benötigten Nährstoffe den heute erhältlichen, prozessierten Nahrungsmitteln zu entnehmen, leider nur gering – so schlecht wie nie zuvor in der Geschichte. Es läßt sich auch nicht mehr verleugnen, daß unsere heutigen Nahrungsquellen keine verläßlichen Vitamin- und Minerallieferanten mehr sind. Auch die Eßgewohnheiten vieler Menschen sind ungünstig, wenn nicht schädlich für die Gesundheit.

Kaum jemand ist „absolut gesund". Dazu kommt die nachlassende Widerstandskraft mit zunehmendem Alter. Die Fähigkeit des Körpers, hochwertige Nahrung voll auszuwerten, kann zum Beispiel durch folgende organische Belastungen oder Krankheiten häufig beeinträchtigt werden:

- Magenleiden oder -geschwüre
- Gallen- und Lebererkrankungen
- Darmentzündung (Kolitis) und Darmparasiten
- Allgemeine Verdauungsbeschwerden und Durchfall
- Nierenüberfunktion
- Herzbeschwerden
- Migräne
- Schwere Erkältungskrankheiten
- Zahnverlust
- Schwangerschaft
- Blutungen
- Verbrennungen
- Infektionen
- Übermäßige Schweißabsonderung
- Abmagerungskuren
- Chronische Alkoholsucht
- Nahrungsmittelallergien
- Überanstrengung
- Alterungsprozeß

Andere Beeinträchtigungen von außen sind:

- Alkohol und Zucker vernichten Vitamin B_1.
- Licht zerstört Vitamin B_2.
- Durch übermäßigen Flüssigkeitskonsum werden Vitamine aus dem Körper geschwemmt.
- Antibiotika sind Gift für Vitamine.

- Antacida zerstören B-Komplex-Vitamine, weil sie die Magensalzsäure neutralisieren. Antacida werden bei Magengeschwüren und Gastritis angewendet.
- Durch Streß kann das in den Nebennieren gespeicherte Vitamin C innerhalb von Sekunden zerstört werden. Zu den auslösenden Faktoren gehören unter anderem Schock, Ärger, Angst, Sorgen, Schulden, Auseinandersetzungen oder Kummer.
- Auch Rauchen oder Aspirintabletten vernichten Vitamin C.
- Abführmittel, solche auf Ölbasis, beseitigen die fettlöslichen Vitamine A, D, E und K. Andere verhindern die Aufnahme von Vitaminen durch die beschleunigte, unzureichende Verdauung.

VITAMINFEINDE

- Dazu gehören Luftverschmutzung, chlorhaltiges Wasser und Schlaftabletten (Barbiturate).
- Die Oxidation von Nahrungsmitteln durch Sauerstoff und zu langes Liegen, z.B. von der Luft ranzig werdende Fette und geschnittenes Obst oder Gemüse, das nicht sofort verwendet wird.
- Der Einfluß hellen Sonnenlichts auf Frischkost oder unverschlossene Vitaminpräparate.
- Langes Wässern von Gemüsen oder Auslaugen durch Kochwasser.
- Wegschütten von Kochwasser, wobei bis zu 80 Prozent der Nährstoffe verlorengehen.
- Falsch zubereitete Speisen, d.h. zu lange, zu langsam oder zu heiß gekocht.
- Bleich- oder „Veredlungs“-Prozesse von Nahrungsmitteln.

Damit zeigt sich, daß Vitaminverlust auf den vielfältigsten Ursachen beruhen kann. Ist es nun möglich, die angegriffene Gesundheit ohne zusätzliche Vitamingaben – also allein durch natürliche Nahrungsversorgung – wiederherzustellen? In einigen wenigen Fällen ist das vielleicht gelungen. Viele Ernährungsexperten sind allerdings der Überzeugung, daß Gesundheit und Vitalität durch zusätzliche, gezielte Vitaminzufuhr wesentlich schneller wiederhergestellt oder erhalten werden kann.

Es gibt zwei chemische Energielieferanten, die für den Konsumenten nachteilige Folgen haben – Zucker und Alkohol. So werden sich Kinder, die mit sogenannten ‚Soft Drinks‘ heranwachsen, bei freier Wahl zwischen einer nahrhaften Mahlzeit und derartigen Getränken immer für diese entscheiden. Erwachsene, die lange Zeit regelmäßig und ausgiebig Alkohol konsumieren, erreichen oft den Punkt, wo sie kein Interesse mehr daran haben zu essen, aber ständig nach Alkohol verlangen. In beiden Fällen geht die Appetitsteuerung im Gehirn fehl. Bei Kindern führt der übermäßige Zuckerkonsum zu allgemeiner Unterernährung. Erwachsene können bei übermäßigem Alkoholgenuß nicht nur unter den Folgen allgemeiner Unterernährung zu leiden haben, sondern zudem an schweren Schädigungen des Gehirns. – Übrigens ist das Alkoholikergehirn für Sezierungen in der Anatomie völlig ungeeignet. Alkoholsucht ist ein überaus großes Gesundheitswagnis, und ältere Menschen sind dafür sehr anfällig, besonders wenn sie an Alkohol gewöhnt sind.

Die Gehirnzellen jedes Menschen benötigen im Verlauf des ganzen Lebens eine gute ‚Umgebung', und zwar von der Empfängnis an durch die Monate vor der Geburt, die nachfolgenden Lebensjahre bis ins hohe Alter. Zum großen Teil wird die ‚Umgebung' der Gehirnzellen durch die Qualität *der* Nahrung bestimmt, die von der Schwangerschaft an bis ins Alter hinein verfügbar ist bzw. war. Zudem wird die ‚Umgebung' der Hirnzellen auch noch teilweise durch die Gifte oder ‚Beinahe'-Gifte beeinflußt, die wir konsumieren.

„...Es muß noch darauf hingewiesen werden, daß Menschen, die jahrelang unter dem Entzug wichtiger Nährstoffe leiden, insbesondere dem von Vitaminen, sich in eine Abhängigkeitskondition hineinmanövrieren. Ich glaube, daß Senilität nichts anderes ist, als eine chronisch verlängerte Form von Unterernährung... Das richtige Organ muß zur richtigen Zeit mit der 'optimalen' Menge an Nährstoffen versorgt werden... Um Senilität – nicht Altern – vorzubeugen, müssen folgende Faktoren beachtet werden: Gute, ausreichende Kost, genügend qualitativ hochwertige Proteine; gut ausgewogene Fettversorgung; beachtliche Einschränkung am Konsum von Zuckerraffinade, insbesondere von Tafelzucker. Es sollten Nährstoffe verwendet werden, die besonders wichtig sind. Dazu gehört auch Niacinamid, das bereits 1939 von Dr. William Kaufmann benutzt wurde. Er wendete es in 600 Fällen von Arthritis an mit Gaben von drei bis vier Gramm täglich. Die Resultate waren fantastisch. Denn Kaufmann war in der Lage, die so oft mit Senilität verbundenen arthritischen Veränderungen rückgängig zu machen..."

Auch *wenn* die Vitaminversorgung tatsächlich ausreichend sein sollte, ist noch lange nicht gesagt, daß ihre Auswertung durch den Organismus

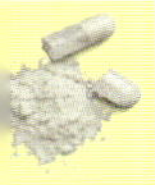

zufriedenstellend ist. Denn es stimmt nicht, daß die aufgenommenen Nährstoffe auch rechtzeitig und in der richtigen Zusammensetzung automatisch zu jeder Zelle gelangen und dort umgehend verwertet werden.

In Versuchen erhielten Ratten z.B. Vitamin A in Form von Karotin. Es zeigte sich aber, daß ihr Organismus von der verabreichten Dosis nur 51,5 Prozent aufnahm – und das auch erst vollständig nach sieben Stunden.

WOHL GENÄHRT IST NICHT GUT GENÄHRT

Viele Menschen haben einen besonders hohen Vitaminbedarf. Dazu gehören Säuglinge, Heranwachsende, schwangere Frauen, stillende Mütter und ältere Leute. Untersuchungen von 600 Industriearbeitern zeigten z.B., daß auch sogenannte „Wohlgenährte" unter Vitaminmangel leiden können. Denn bei jedem vierten aus dieser Gruppe wurden Mangelerscheinungen festgestellt:

Diese Männer gehen morgens nüchtern zur Arbeit. Dafür frühstücken sie in der Pause um so reichlicher, vor allem mit viel Zucker, aber ohne Vitamine. Das gewählte mittägliche Kantinenessen ist ähnlich reich an Eiweiß und arm an Vitaminen. Dem guten häuslichen Abendessen wird aus Müdigkeit kaum zugesprochen. Dafür muß dann am späten Abend der Kühlschrank herhalten, mit viel Kalorien aber keinen Vitaminen. Kein Wunder, daß sich diese ungesunden Eßgewohnheiten in Übergewicht niederschlagen. Das Herz wird dadurch überlastet und dem Organismus werden lebensnotwendige Nährstoffe entzogen.

Grundsätzlich geht es hier aber um Orthomolekulare Medizin. Der Begriff ist dem Griechischen entnommen und bedeutet recht oder richtig – wie orthodox und ‚molekular'. ‚Orthomolekular' heißt: die richtigen Moleküle in der richtigen Konzentration. Richtige Moleküle sind solche, die normalerweise im menschlichen Körper vorkommen. Davon sind viele lebensnotwendig, wie z.B. Vitamine und essentielle Aminosäuren. Orthomolekularmedizin ist die Vorbeugung und Behandlung von Krankheiten, die Erhaltung eines guten Gesundheitszustandes durch das Variieren der Konzentration dieser Moleküle im menschlichen Körper. Die von Ärzten benutzten starken Mittel zur Behandlung von Krisen mit Krisenmedikamenten erfüllen zwar ihren Zweck, aber gewöhnlich sind sie mit schwerwiegenden Nebenwirkungen verbunden. Vorsicht ist hier geboten. Vor allem sollten sie nicht tagaus, tagein angewendet werden. Vitamine können dagegen das ganze Leben lang täglich eingenommen werden.

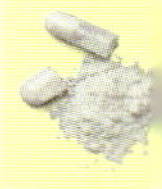

VITAMINVERBRAUCH PRO TAG

Bei 70 kg Körpergewicht	**Arbeit (Hausarbeit, Büro)**	**Sport (Training)**	**Leistungs-sport (Wettkampf)**
Vitamin	mg	mg	mg
A	1-2	2-3	3-6
B	1-2	2-5	5-8
C	70-100	100-200	200-400
E	7-14	14-30	30-50

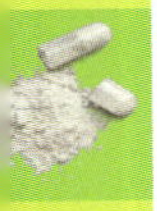

Ihr Zellwächter

Die Sehnsucht nach Gesundheit, Vitalität, Schönheit und dem ewigen Leben war schon immer der bisher unerfüllt gebliebene Traum der Menschheit. Besonders in unserer nach Jugend und Vitalität ausgerichteten Zeit nimmt der Wunsch nach einem längeren, vitalen Leben in körperlicher Vollkommenheit immer ausgefallenere Formen an. Seit Jahren arbeiten Wissenschaftler daran, dieses Problem zu lösen.

Wie wir wissen, hängt das Wohlbefinden unseres Organismus vor allem von den biologischen Abläufen in unseren Zellen ab. Negative Einflüsse innerer und äußerer Art bedeuten Mehrbedarf an Nähr- und Vitalstoffen.

MEINE EMPFEHLUNG

Damit wir so lange wie möglich Vitalität und Jugendlichkeit erhalten sowie unsere Abwehrkräfte stärken, ist es dringend geboten, dem Körper zusätzlich zu unserer Nahrung täglich hochwirksame Antioxidantien – Radikalfänger – zum Schutz unserer Zellen zuzuführen.

Jede unserer Zellen hat in unserem Körper jeweils eine ganz spezifische Aufgabe zu erfüllen und muß Tag und Nacht eine Mammutarbeit verrichten, um uns möglichst gesund am Leben zu erhalten. Die moderne Biochemie ist heute in der Lage, uns einen Einblick in die Funktionsabläufe dieser so komplexen und hochsensiblen Körperzelle zu geben.

Es liegt auf der Hand, daß ein so hochkompliziertes, auf Lebenserhaltung ausgelegtes Gebilde wie die menschliche Zelle täglich einer großen Zahl von schädlichen Angriffen ausgesetzt ist, die auch auf unsere „moderne Lebensweise“ zurückzuführen sind. Hier sind es insbesondere die gefährlichen Freien Radikale, die in jeder Sekunde unseres Lebens ihr zerstörerisches Werk an jeder unserer Zellen begehen.

Freie Radikale sind Sauerstoffverbindungen, die eine krank- und altmachende Wirkung auf jede Körperzelle ausüben. Experten sind der Ansicht, daß die Freien Radikale heute die größte Einzelbedrohung für die öffentliche Gesundheit darstellen. Mehr als fünfzig Zivilisationskrankheiten werden nach jüngsten Forschungsergebnissen mit den zerstörerischen Wirkungen der Freien Radikalen in Zusammenhang gebracht. Wo werden sie gebildet?

Freie Radikale kommen sowohl aus unserer Umwelt, werden aber auch direkt in unserem Körper selbst gebildet. Hier die wichtigsten Quellen:

- Zigarettenrauch

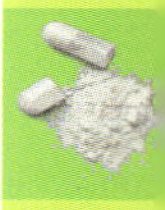

- Chemische Schadstoffe wie Pestizide
- Schwermetalle
- Röntgenstrahlen
- Industrieabgase
- Autoabgase
- Alkoholkonsum
- Ozonbelastung
- Elektrosmog
- UV-Bestrahlung
- Langstreckenflüge

Quellen Freier Radikale in unserem Körper:
- Stress
- starke körperliche Belastungen
- Entzündungen
- Depressionen
- chronische Krankheiten (z.B. Diabetes)
- Immunsystem
- verstärktes sportliches Training
- Gelenkentzündungen

Wer ist besonders gefährdet?
- Raucher
- Sportler
- Großstädter
- Vielflieger
- Personen mit erhöhter Ozonbelastung
- Personen mit schlechter Resorption (gestörte Nahrungsaufnahme über Magen und Darm)
- Personen mit erhöhtem Alkoholkonsum
- Krankenhauspersonal (Röntgenstrahlen)
- Ältere Menschen

Unser Körper hat durchaus die Möglichkeit, sich vor Freien Radikalen bis zu einem gewinnen Grad selbst zu schützen. Dies geschieht z.B. durch die körpereigenen Radikalfänger (Antioxidantien) Katalase, Glutathionperoxidase und die Superoxiddismutase. Leider ist dieser innere Zellschutz nur unzulänglich, weil unsere Zellen permanent von Milliarden dieser Freien Radikalen bombardiert werden und so unsere Antioxidantien-Depots im Zellinneren schnell erschöpft sind.

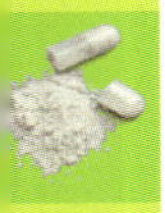

Glücklicherweise konnte die Wissenschaft in den letzten Jahren, so auch in jüngster Zeit, eine ganze Reihe von Biostoffen ermitteln, die eine antioxidative Wirkung entfalten und so einen wirkungsvollen Zellschutz gewährleisten. Einige Antioxidantien (Vitamin E, Vitamin C, Betacarotin, OPC, Lycopin, Lutein-Zeaxanthin, Selen und Coenzym Q_{10}) bieten in ihrer sich nicht nur ergänzenden, sondern sogar noch gegenseitig steigernden Wirksamkeit einen umfassenden, nahezu idealen Zellschutz.

Da diese Antioxidantien sich in ihrer Funktion gegenseitig unterstützen und regenerieren, ist es nachhaltig und sinnvoll, diese Wirksubstanzen in ausreichender Menge und kombiniert aufzunehmen.

Wirkprinzip

Vitamin E hat die Fähigkeit, Fette vor der Oxidation (Ranzigwerden) zu schützen. Die Oxidation von Fetten wird vornehmlich durch Freie Radikale verursacht, deshalb sind unsere Zellmembranen, die aus einer Schicht von Fettsäuren bestehen, besonders gefährdet. Ist nicht genügend Vitamin E vorhanden, wird die Zellmembran durch die Freien Radikalen durch Oxidation (biologische Rostung) beschädigt und die Zelle in ihrer Funktion gestört. Im Extremfall kann es zum Zelltod führen.

Das Vitamin E ist in der Lage, diese Zellmembranschädigung zu verhindern, wird aber selbst zu einem Radikal, das wiederum durch das Vitamin C regeneriert und wieder funktionsfähig gemacht werden muß. Die gleichzeitige Anwesenheit von Vitamin E und Vitamin C ist also unbedingt erforderlich. Auch konnte festgestellt werden, daß Vitamin E, Vitamin C, Betacarotin und Selen gemeinsam einen wesentlich stärkeren Zellschutz bewirken, als die Einzelsubstanzen allein. Ähnlich wie die Schutzwirkung von Vitamin C auf Vitamin E, konnte eine Schutzwirkung von Vitamin E auf Betacarotin nachgewiesen werden. In groß angelegten Studien wurde belegt, daß die sich in ihrer Wirkung verstärkenden und ergänzenden acht Antioxidantien LDL-Cholesterinablagerungen in unseren Arterien verhindern können. Lycopin scheint besonders bei der Verhinderung unkontrollierter Zellteilungen, die durch Freie Radikale verursacht werden (Gebärmutterkrebs), eine besondere Schutzwirkung zu entfalten. Eine ganz besondere Fähigkeit besitzen die Karotinoide Lycopin, Lutein und Zeaxanthin, sie sind quasi die „Abfangjäger“ für den gefährlichen Singulettsauerstoff. Diese Fähigkeit ist bei diesen Karotinoiden zehnmal stärker ausgeprägt als bei Vitamin E. Betacarotin in seiner natürlichen Form ist von essentieller Bedeutung für ein starkes Immunsystem.

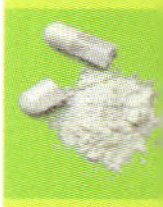

Oligomeres Procyanidin (OPC) ist ein äußerst wirksames Antioxidantium, das aus der Pinienrinde und aus Traubenkernen gewonnen wird. Das überaus breite Wirkungsspektrum ist für unseren Körper von großem Nutzen.

Coenzym Q_{10} ähnelt in seinem Aufbau dem Vitamin E und gilt als Zellmembranschützer. Auch hat das Coenzym Q_{10} die Fähigkeit, verbrauchtes Vitamin E zu erneuern.

Durch die unterschiedlichen Wirkungsansätze der einzelnen Substanzen kommt es bei der Bekämpfung der Freien Radikale zu einem höchst wirkungsvollen Zellschutzeffekt. So wirken einige Antioxidantien entweder präventiv, indem sie die Freien Radikale abfangen und unschädlich machen, bevor sie ihr Zerstörungswerk beginnen können (z.B. Vitamin C, Betacarotin, Lycopin, Lutein, Zeaxanthin), oder sie sind verantwortlich für den Abbruch bereits laufender Kettenreaktionen mit ihren verheerenden Folgen.

Zusammenfassend kann man feststellen, daß eine Vielzahl von wissenschaftlichen Studien eindeutig belegen, daß eine ausreichende Zufuhr von Antioxidantien einen günstigen Zellschutzeffekt ohne Nebenwirkungen gewährleistet.

Gefördert wird dieser Zellschutzeffekt auch durch eine vernünftige, gesunde Ernährung mit viel frischem Obst, Gemüse und wenig Fett.

Hier muß eindeutig darauf hingewiesen werden, daß bei der notwendigen Aufnahme von Obst und Gemüse oft mit einer höheren Belastung durch Pflanzenschutzmittel und Nitrat zu rechnen ist. Bei einem höheren Bedarf an Antioxidantien, wie es bei vielen Risikogruppen erforderlich ist, sollte sinnvoller Weise die Tagesdosis in zwei bis drei Dosen aufgeteilt werden, da viele Vitamine und andere Antioxidantien nicht im Körper gespeichert werden können.

Vor allem aber: Trinken Sie – Wasser! Viel Wasser – mindestens zwei Liter am Tag! Schadstofffreies Leitungs- oder Mineralwasser.

Von A-Z:
Substanzen, die das Altern hemmen

Vitamin A

Seit Jahrhunderten ist bekannt, daß Leber bei bestimmten Augenleiden heilt – genauer gesagt, eine in der Leber enthaltene Substanz.

Im Jahre 1904 riet ein japanischer Arzt seinen Patienten bereits, Lebertran gegen Bindehautentzündung zu nehmen. Drei Jahre später kristallisierte sich dann durch Ernährungsexperimente mit Ratten heraus, daß sie an Bindehautentzündung erkrankten, wenn Butter oder Milch im Futter fehlten. Aber erst 1913 erkannten Wissenschaftler, daß eine fettlösliche Substanz die Ursache war. 1917 wurde diese dann Vitamin A genannt.

Mangelerscheinungen und Heilerfolge

Laborversuche bestätigten schließlich, daß die Haut und das sogenannte Epithelgewebe des Körpers – also die innere und äußere Hautoberschicht – besonders von Vitamin A abhängig sind. Denn Versuchstiere, die zwar gut, aber ohne Vitamin A gefüttert worden waren, erkrankten an den verschiedensten Schleimhautinfektionen, z.B. des Mundes, der Nase oder Nebenhöhlen, der Kehle, des Magen- und Darmtrakts, der Gallenblase, Blase oder Nieren, des Mittelohrs, der Augenbindehaut oder der inneren Lidflächen. Versuchstiere, die mit Vitamin A versorgt wurden, blieben dagegen gesund.

Dr. Wolbach von der amerikanischen Harvard School of Medicine konnte beweisen, daß sich bei Vitamin-A-Mangel die Epithelzellen schneller als gewöhnlich vermehren. Abgestorben sind diese Zellen hart und trocken. Nachwachsende Zellen, die gleichfalls absterben, schieben nach oben. Auf diese Weise schichten sich trockene, tote Zellen übereinander, wie es bei Schuppen der Fall ist. Normales Wachstum wird bei gesunden Epithelzellen durch die Feuchtigkeit, die sie ausscheiden, garantiert. Bei toten Zellen ist das nicht mehr der Fall. Ihre Oberfläche kann also nicht mehr durch Sekrete ausgewaschen bzw. gesäubert werden, sondern ist rauh. Auf einem so günstigen Nährboden setzen sich natürlich Bakterien an, die sich rasch vermehren. Von ihnen werden giftige Enzyme (Fermente) abgesondert, die die Zellstruktur des Körpers zerstören. Aber gesunde Zellen produzieren ihrerseits Antienzyme, um die von den Bakterien abgesonderten schädlichen zu vernichten. Lysozym ist eines davon. Es hat eine stark antiseptische Wirkung und findet sich in den Nasensekreten und Tränen.

In Tierversuchen zeigte sich, daß die Epithelzellen von Mäusen nach dem Entzug von Vitamin A erkrankten. Aber bereits fünf Tage, nachdem sie dieses Vitamin erneut erhalten hatten, normalisierten sie sich wieder.

Bei Menschen dauert es länger, ehe Besserung eintritt, je nachdem, wie gravierend sich der Vitamin-A-Mangel ausgewirkt hat. Nachtblindheit und Lichtempfindlichkeit sind auf Vitamin-A-Mangel zurückzuführen. Denn die Augennetzhaut enthält eine Substanz – Rhodopsin bzw. Sehpurpur –, die für unser normales Sehvermögen in der Nacht verantwortlich ist. Bei jedem Lichteinfall ins Auge wird Rhodopsin verbraucht, indem es Nervenimpulse auslöst, welche die visuellen Eindrücke des Auges an das Gehirn weiterleiten.

Rhodopsin setzt sich aus Vitamin A und einer Eiweißverbindung zusammen, mit einem daran gebundenen Farbstoff, den es nur in der Netzhaut gibt. Rhodopsin gelangt normalerweise durch den Blutkreislauf ins Auge. Sobald jedoch die Vitamin-A-Zufuhr im Organismus nicht mehr ausreicht, läßt auch die Rhodopsinversorgung des Auges nach. Die Folge davon ist schlechtes Sehvermögen im Dunkeln bzw. Nachtblindheit. Vitamin-A-Mangel kann zu Hornhautgeschwüren, aber auch zu sogenannten „Gerstenkörnern“ am Lidrand, zu Augenbrennen oder -juckreiz führen. Unter Umständen ist Vitamin-A-Mangel auch für die übermäßige Lichtempfindlichkeit der Augen bei vielen Menschen verantwortlich, die deswegen von Sonnenbrillen abhängig sind.

Sobald die Ernährung zu wenig Vitamin A enthält, trocknet das Haar aus und wird spröde. Die Kopfhaut beginnt zu jucken und neigt zu Schuppenbildung. Die Fingernägel spalten sich und werden brüchig. Genauso wenig sind die Auswirkungen von fehlendem Vitamin A auf die Haut zu übersehen. Abgestorbene Zellen verstopfen die Poren, weil die Fettdrüsen der Haut nur unvollkommen arbeiten. Auf diese Weise entstehen in den Poren langsam Eiterpusteln, Mitesser, Pickel bzw. Hautunreinheiten aller Art. Die Haut an Unterarmen, Ellbogen, Knien, Gesäß und Oberschenkeln wird hornig und höckerig. Dieser Art erkrankte Haut neigt zu Geschwüren, Karbunkeln und Grind, und es können sich Zysten bilden.

Bei bestimmten Krankheiten ist der körperliche Bedarf an Vitamin A besonders hoch, und die vorhandenen Reserven sind rasch verbraucht. Das trifft insbesondere auf Erkrankungen der Leber, Nieren und des Verdauungstraktes zu. Aber auch bei Lungenentzündung, Bronchitis und weiteren

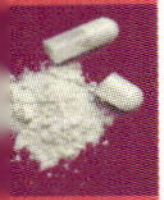

Krankheiten der Atmungsorgane braucht der Körper besonders viel Vitamin A. Nieren und Blasensteine sind gewöhnlich das Resultat einer mangelhaften Vitamin-A-Versorgung des Organismus. Die Nieren scheiden dann Abfallstoffe nur unzureichend aus.

Durch Ernährungsexperimente mit Ratten konnten Wissenschaftler nachweisen, daß eine ungenügende Versorgung mit Vitamin-A-reichen Produkten wie Butter und Milch zur Bildung von Blasensteinen führte.

Für normales Wachstum ist Vitamin A in ausreichender Menge dringend erforderlich. Denn nicht nur die Bildung und Aufrechterhaltung eines gesunden Knochengerüsts hängt davon ab, sondern auch fester Zahnschmelz, gesunder Appetit und die normale Bildung weißer und roter Blutkörperchen. Den Einfluß von Vitamin A auf die Haut, die Schleimhäute und das Sehvermögen kennen wir bereits. Aber es sollte noch erwähnt werden, daß Vitamin A aller Wahrscheinlichkeit nach den Alterungsprozeß verzögert und damit das Leben verlängert.

Quellen

In der menschlichen und tierischen Leber bildet sich Vitamin A aus einer Stammsubstanz, die Karotin genannt wird, da sie ursprünglich aus Karotten gewonnen wurde.

Da Karotin ein Vorläufer von Vitamin A ist, gilt es als Provitamin. Gelbe und gelbrote Früchte liefern Vitamin A, unter anderem Aprikosen, Bananen, Orangen, Pfirsiche und Melonen; ebenso Gemüsesorten wie z.B. Karotten, Süßkartoffeln, Mais, Kürbis, Tomaten und Marmeladen. Grünblättrige Gemüse enthalten ebenfalls Vitamin A, vor allem Petersilie, Broccoli und Schoten; nicht zuletzt auch das Grünfutter der Weidetiere und Wasserpflanzen, wie z.B. Seetang. In sogenannten weißen Gemüsen wie Kartoffeln, Blumenkohl, weißen Rüben, Gurken und weißen Zwiebeln fehlt Vitamin A. Genauso im Getreide oder in Pflanzenölen – ausgenommen Sojabohnenöl.

Da Karotin und Vitamin A durch den Einfluß von Sauerstoff zerstört werden, sollten karotinhaltige Gemüse, wie z.B. Möhren, erst kurz vor der Zubereitung geputzt, bzw. in Form von Rohkost, gleich nach dem Raspeln gegessen werden. Lebertran ist für uns „gebrauchsfertiges" Vitamin A. Denn seine Produktion vollzieht sich bereits im Organismus von Fischen, die sich von karotinhaltigem Seetang oder von der Leber anderer Fische ernähren. Hervorragende Vitamin-A-Lieferanten sind aber auch Leber, Butter, Sahne, Milch und Eidotter.

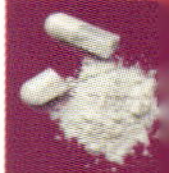

TÄGLICHER BEDARF

Forschungsergebnissen zufolge brauchen Säuglinge täglich bis zu 1.000 internationale Einheiten Vitamin A. Bis zum Erwachsenenalter erhöht sich der tägliche Bedarf auf etwa 2.500 mg. Da der Bedarf mit den Jahren größer wird, können ältere Menschen ohne weiteres bis zur Verdoppelung der täglichen Erwachsenendosis gehen. Aber keinesfalls darf die tägliche Dosis je 5.000 Einheiten überschreiten.

Fast der gesamte Vitamin-A-Vorrat des Körpers wird in der Leber gespeichert. Nur ein geringer Rest wird von den Nieren und Lungenflügeln zurückbehalten. Auch überschüssiges Karotin wird in der Leber und im Fettgewebe unter der Haut gespeichert. Es hat sich erwiesen, daß die Wirkung von gespeichertem Vitamin A durch eine tägliche Dosis von 100 mg Vitamin E noch erhöht werden kann.

B-Vitamine

Wie ist das mit den B-Vitaminen? Warum werden sie als Komplex bezeichnet und was ist damit gemeint? Wie viele ihrer Art gibt es – sind sie alle gleich wichtig, oder könnten wir auch auf einige verzichten? Wie kam es zu ihrer Entdeckung, und warum betonen Wissenschaftler immer wieder, daß wichtige Nährstoffe, wie Hefe und Leber, mehr B-Vitamine enthalten können, als bisher überhaupt entdeckt wurden?

Von Biochemikern werden sie B-Komplex-Vitamine genannt, weil in der Nahrung oder im lebenden Gewebe bisher kein einziges gefunden wurde, das sich nicht irgendwo in unmittelbarer Nähe der anderen aufgehalten hätte. Die B's gehen Hand in Hand, ergänzen sich gegenseitig und helfen sich untereinander aus. Sollte es aus irgendeinem Grund an einem mangeln, springt ein anderes ein, um einen Teil seiner Aufgaben zu übernehmen und es möglichst zu ersetzen.

Vitamine kreuzen nicht unversehens in einem Laboratorium auf, mit der Beschriftung B_1, B_2 oder B_6. Genausowenig nimmt der Biochemiker eine Schale mit Bierhefe, stochert ein paarmal darin herum, sortiert die großen von den kleinen Brocken und nennt danach die großen B_1 und die kleineren B_2.

Noch vor fünfzig Jahren hatte kein Mensch eine Ahnung von Vitaminen, wenn auch Wissenschaftler im großen und ganzen wußten, daß in bestimmten Nahrungsmitteln Substanzen enthalten sind, durch die bestimmte Krankheiten geheilt werden konnten. Waren diese Substanzen aber Licht, Hitze oder Wasser ausgesetzt, wurden sie zerstört und ihre

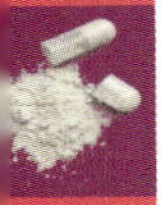

Wirkung auf diese Krankheiten aufgehoben. Es spielte keine Rolle mehr, welche Mengen dieser „ausgelaugten" Kost gegessen wurden. Das waren die einzigen Anhaltspunkte, nach denen sich die ersten Ernährungswissenschaftler richten konnten. Entsprechend war auch die Anzahl der Fehlentscheidungen.

Bis etwa 1926 hielten Forscher Vitamin B für ein Einzelelement. Dann bewiesen einige unter ihnen, daß wenigstens zwei Arten existierten – nämlich eine hitzeanfällige und eine hitzebeständige. Es dauerte nun nicht mehr lange, bis sich in vielen Ländern der Erde Ernährungswissenschaftler damit befaßten, verschiedene Bestandteile dieser Substanz zu isolieren. Sie wählten dafür natürlich einen Namen, der ihnen angemessen schien.

So wurde Vitamin B_1 z.B. in Amerika Riboflavin getauft und in Europa Lactoflavin; denn in Milch ist es reichlich enthalten. Lange Zeit wurde es aber auch Vitamin G genannt. Das uns heute unter der Bezeichnung Pyridoxin bekannte Vitamin B_6 wurde früher Faktor Y, Faktor J, Faktor H, Adermin oder auch Faktor 6 genannt. Auch andere B-Vitamine wurden entdeckt und isoliert, wenn auch anfangs nicht erkannt wurde, daß sie alle miteinander verwandt sind und dem gleichen Vitaminkomplex angehören.

A- und B-Vitamine wurden definiert als *„eine organische Substanz, die in allen lebenden Zellen katalytisch wirkt und für die Ernährung höherer Tierarten wichtig ist"*. Katalytisch bedeutet, daß alle B-Vitamine in viele der außerordentlich komplizierten zellularen Vorgänge des Organismus verwikkelt sind. Man weiß z.B. von einem der B-Vitamine – Biotin –, daß es an wenigstens fünfzehn oder zwanzig Prozessen beteiligt ist, in die viele unterschiedliche Enzyme einbezogen sind. Für Wissenschaftler ist daher nicht allein die Erkenntnis wichtig, daß Biotinmangel bestimmte Symptome auslöst. Sie wollen vielmehr die Auswirkungen von Biotin auf den Organismus ergründen, um diesen Symptomen vorbeugen zu können.

In Hunderten von Laboratorien in aller Welt geht die Forschung weiter, denn die Wissenschaft hat erst damit begonnen, dieses Rätsel zu entwirren und zu verstehen. Bis zum endgültigen Verständnis können noch viele Jahre vergehen, wenn es überhaupt jemals möglich sein wird, alle Zusammenhänge aufzudecken.

Vitamin B_1 (Thiamin)

1926 wurde Vitamin-B_1- bzw. Thiaminmangel als Ursache für Beriberi entdeckt – eine Krankheit, die vor allem dort auftritt, wo die Ernährung überwiegend aus geschältem Reis besteht, also aus Reis ohne Fruchthüllen

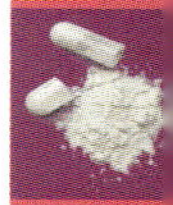

bzw. Silberhäutchen und ohne Keime. Die Symptome dieser Mangelerkrankung sind unter anderem Empfindungslosigkeit der Oberschenkelhaut, Muskellähmungen, Herzschwäche und Wassersucht.

Inzwischen konnte durch die Ernährungswissenschaft längst nachgewiesen werden, daß eine Reihe von Nervenentzündungen und auch Nervenleiden anderer Art, Verdauungsstörungen, Verstopfung, Appetitlosigkeit, Gewichtsverlust und sogar die heute in aller Welt verbreitete chronische Müdigkeit auf Thiaminmangel zurückzuführen ist.

Aus Ernährungsgutachten geht hervor, daß die Europäer ebenso wie die Amerikaner unter schleichendem Thiaminmangel leiden, in den USA und England ist die Vitamin-B_1-Versorgung bei Kindern und Erwachsenen im Durchschnitt unzureichend. Bei Kindern ist die Folge davon Appetitlosigkeit und unterdurchschnittliches Wachstum.

Mangelerscheinungen und Heilerfolge

Thiamin wirkt als eine Art Coenzym, denn es wandelt Blutzucker in Energie um. Wenn im Organismus zur Herstellung von Energie Blutzucker benützt wird, bilden sich Milch- und Brenztraubensäure. Mit Thiamin verbundene Enzyme oxidieren Brenztraubensäure und wandeln Milchsäure in Glykogen und zur nachfolgenden Rückverwendung in Blutzucker um. Bei Thiaminmangel in der Nahrung ist dieser Prozeß unvollkommen. Die Säuren stauen sich im Gewebe – vor allem im Gehirn, Nerven, Herz und Blut – irritieren es und verzögern die Energieproduktion des Organismus.

Schwerwiegende Rückschläge sind die Folge. Denn Nerven- und Hirnzellen können Energie nur aus Blutzucker „verbrennen" und nicht direkt aus Fett oder Eiweiß. Starker Thiaminmangel führt zu Nervenschäden. Kopfschmerzen, Nervosität oder auch Nervenentzündungen können sich einstellen.

Auch der Verdauungsprozeß verzögert sich, da die Kontraktion des Magens nachläßt und folglich die Speisen nur noch ungenügend mit Verdauungssäften vermischt werden. Zudem verringert sich der zur Verdauung von Proteinen notwendige Salzsäurefluß oder hört sogar ganz auf. Mit der verminderten Abgabe von Gallen-, Pankreas- und Darmsekreten, die für eine gesunde Verdauung lebensnotwendig sind, verschlimmert sich dieser Zustand noch. Zusätzlich werden kleinere Mengen von Verdauungsenzymen freigegeben, die als Fermente wirken. Dies führt zu Blutungen, Appetitlosigkeit, Magenbeschwerden und Gewichtsverlust.

Auch die Darmtätigkeit wird durch Thiaminmangel beeinflußt. Denn der Dickdarm reagiert darauf mit trägeren Bewegungen und verzögert damit den Weitertransport von Abfallstoffen zum Mastdarm. Der Stuhl trocknet aus und verhärtet. Es kommt zu Verstopfung, im schlimmsten Fall bilden sich Hämorrhoiden. Oft zieht Thiaminmangel Übergewicht nach sich. Denn aufgrund von zu wenig Enzymen werden stärkehaltige Speisen nur zum Teil in Energie umgesetzt und bilden so unerwünschte Fettpolster.

Da nicht genügend Blutzucker zur Umwandlung in Energie vorhanden ist, ermüden korpulente Menschen leicht, geraten schnell außer Atem, leiden unter Herzklopfen und sind im allgemeinen besonders scharf auf Süßigkeiten. Aber diese werden gleich wieder vom Körper absorbiert, *ohne* durch Enzyme abgebaut worden zu sein. Damit schließt sich der Teufelskreis. Außerdem putschen Süßigkeiten nur momentan auf, bewirken dafür aber später einen steilen Abfall des Blutzuckerspiegels. Müdigkeit und Depressionen sind das Ergebnis.

Wenn Herz und Herzrhythmus gesund bleiben sollen, muß die Thiaminversorgung des Körpers ausreichend gesichert sein. Aus Tierexperimenten hat sich eindeutig erwiesen, daß das Herz durch eine thiaminarme Kost zuerst in Mitleidenschaft gezogen wird und sofort langsamer schlägt. Schwerwiegender Mangel löst durch Ansammlung von Milch- und Brenztraubensäure eine Irritation der Herzmuskulatur aus. Die Folge ist Herzrasen, im schlimmsten Fall Herzversagen. Bei allen Herzleiden sollte für eine ausreichende Thiaminzufuhr gesorgt werden. Thiaminmangel bereitet den Boden für die Degeneration der Herzmuskeln.

Wenn dem Gehirn Thiamin fehlt, stellt sich Gedächtnisschwäche ein. Der Mensch leidet unter Entscheidungsschwäche, kann keinen vernünftigen Gedanken fassen und wird häufig von Depressionen oder unmotivierten Ängsten geplagt. Die Ursache dafür ist, daß die Gehirnzellen zur Energiegewinnung Blutzucker brauchen. Und ohne Thiamin kann Blutzucker nicht in Energie umgesetzt werden. Die Ansammlung von Milch- und Brenztraubensäure infolge von Thiaminmangel hat obendrein auf die Gehirnzellen eine toxische – d.h. vergiftende – Wirkung.

Quellen

Der moderne Mahlprozeß in den Stahlwalzmühlen sorgt dafür, daß dem Weizen Thiamin fast gänzlich entzogen ist. In allen Weizenmehlprodukten ist der Thiamingehalt praktisch gleich Null. Auch in Zucker, Gelees, Marmeladen, Margarine, geschältem Reis und den zur täglichen Kost gehörenden alkoholfreien Getränken ist kein Thiamin enthalten.

Die beste Quelle ist dagegen Hefe. Aber auch Weizenkeime und andere unbearbeitete Kornfrüchte sowie Kleie sind gute Thiaminlieferanten; dazu Erbsen, Bohnen, Eidotter, Leber, Nieren und Schweinefleisch.

Da alle B-Komplex-Vitamine wasserlöslich sind – also auch Thiamin –, werden sie im Körper nicht gespeichert. Sie müssen daher täglich neu zugeführt werden, damit der Organismus gesund bleibt.

TÄGLICHER BEDARF

Für Erwachsene sind täglich 5 mg anzuraten. Kinder brauchen je nach Alter 1 bis 3 mg.

Bei fortgeschrittenem Thiaminmangel ist entsprechend mehr erforderlich, jedoch sollten Dosierungen der Größenordnung von 50 mg oder darüber hinaus nur auf ausdrückliche ärztliche Anordnung genommen werden.

Vitamin B_2 (Riboflavin)

Schon 1879 gelang es, aus Molke eine Substanz zu gewinnen, die den Namen Lactoflavin erhielt. Aber erst 1932 erkannten Wissenschaftler, daß es sich bei diesem wasserlöslichen, gelbgrün schillernden Pigment um einen Ernährungsfaktor von besonderer Bedeutung handelt. Als die Forscher Warburg und Christian 1932 aus Hefe ein Enzym isolierten, versuchten andere Forscher, seine Funktion in der Nahrung zu ergründen. 1933 gelang es dann Kühn und seinen Mitarbeitern, dieses Enzym zu isolieren. Und damit war Riboflavin entdeckt. Aber erst 1935 konnten Karrer und Kühn unabhängig voneinander die Synthese von Riboflavin vervollständigen.

MANGELERSCHEINUNGEN UND HEILERFOLGE

Schon 1911 wurde eine Reihe von Symptomen mit Ernährungsmängeln in Verbindung gebracht, darunter eingerissene Mundwinkel, wunde Zunge und Lippen oder auch Hautrisse an den verschiedensten Körperstellen. Heute weiß man, daß Riboflavinmangel dafür verantwortlich ist. Laborratten, denen Vitamin B_2 entzogen wurde, bekamen Ekzeme, Haarausfall, eitrige Augenlider und Bindehautentzündung.

Riboflavin wertet Kohlehydrate aus. Es hat die Aufgabe, Zucker und Stärke aus der Nahrung in Energie umzusetzen. Gemeinsam mit Protein und Phosphorsäure stellt Riboflavin Enzyme her, die zum Abbau von

Blutzucker und dessen Umwandlung in Energie gebraucht werden. Riboflavin ist an wenigstens fünf Enzymen beteiligt und absolut lebensnotwendig.

Vitamin-B_2-Mangel kann auf die verschiedensten Ursachen zurückgeführt werden. Nicht zuletzt tragen falsche oder schrullige Eßgewohnheiten dazu bei, z.B. die Einstellung: *„Milch widersteht mir, und Grünzeug gehört auf die Weide für das Vieh.“* Übermäßiger *Alkoholgenuß* ist nicht nur schädlich, sondern verursacht auch noch Riboflavinmangel. Auch Diätkost im Zusammenhang mit Leiden wie Magengeschwüren, Dickdarmentzündungen oder Diabetes löst Vitamin-B_2-Mangel aus. Zudem leiden viele Menschen unter einer zu geringen Salzsäureproduktion des Magens und können B_2 daher nur bedingt aufnehmen.

Folgende Beschwerden können auf Riboflavinmangel beruhen: Brennende, hochrote, rissige Lippen, die manchmal zu Schorfbildung neigen, und Lippenschleimhautentzündung. Auch die Zunge kann sich entzünden, brennen und rissig werden. Oft sind Schluckbeschwerden damit verbunden. Nicht selten entwickelt sich Mundschleimhautentzündung. Außerdem hat B_2-Mangel negative Auswirkungen auf die Haut. Krankhafte Veränderungen stellen sich ein; Pickel und Mitesser verunstalten die Haut, und die Gesichtsfarbe nimmt eine ungesunde Rötung an. Aber auch nervöse Symptome sprechen für B_2-Mangel, z.B. taube Glieder, Fußbrennen, Muskelschwäche, Schwindelgefühl, Nystagmus bzw. Augenzittern, Gehschwierigkeiten, Zittern oder Beben und geistige Apathie.

Riboflavinmangel zieht auch die Augen in Mitleidenschaft. Die Lider werden rauh, die Augen tränen und werden lichtempfindlich. Ernsthafte Folgen äußern sich in verschwommener Sicht, Bindehautentzündung, Hornhautstörungen, Entzündung des rückwärtigen Teils der Sehnerven, Regenbogenhautentzündung und Pupillenerweiterung.

Durch Laborversuche konnte nachgewiesen werden, daß ausgewachsene Labortiere an B_2-armer Kost eingingen. Junge Tiere, denen Riboflavin entzogen wurde, blieben im Wachstum zurück oder wuchsen überhaupt nicht mehr. Und bei weiblichen Versuchstieren ohne Riboflavin im Futter ist verkrüppelter Nachwuchs möglich.

Quellen

Milch, Hefe und grünblättrige Gemüsesorten sind reichhaltige Riboflavinquellen; auch Herz, Rindfleisch, Kalbfleisch, Huhn, Tomaten und Aprikosen gehören dazu. Während Getreideprodukte, Hülsenfrüchte und Fischleber nur wenig B_2 enthalten. In Fisch selbst fehlt es so gut wie ganz. Aber Bier hat einen recht beachtlichen Riboflavingehalt.

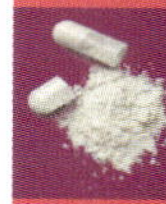

In Leber und Nieren werden relativ reichliche Mengen gespeichert, und auch im Gewebe wird ein bestimmter Riboflavinspiegel aufrechterhalten. Genau wie andere B-Komplex-Vitamine ist auch Riboflavin wasserlöslich. Durch Schweiß- und Urinausscheidungen geht es verloren. Wenn auch gegen Sauerstoff und Kochhitze unempfindlich, wird es doch durch Kochwasser ausgelaugt.

Licht zerstört Vitamin B_2. Wenn etwa Milch in Flaschen hellem Tageslicht ausgesetzt wird, geht der größte Teil ihres Riboflavingehalts verloren. Starkes Sonnenlicht beschleunigt diesen Vorgang noch.

Täglicher Bedarf

Kinder brauchen je nach Alter l bis 4 mg zur Gesunderhaltung. Erwachsene und Jugendliche benötigen dagegen 4 bis 5 mg.

Vitamin B_3 (Niacin)

Niacin bzw. Nicotinsäureamid wurde bereits 1867 entdeckt. Aber seine Bedeutung in der Nahrung wurde erst 1938 wahrgenommen, als Kühn und Vetter diese Substanz aus dem Herzmuskel isolierten und seine wachstumsfördernden Eigenschaften durch Frost und Elvehjein bewiesen wurden.

Vitamin B_3 kommt in allen lebenden Zellen vor. Es ist Teil des körperlichen Enzymsystems, unterstützt Oxidationsprozesse und sorgt für den Transport von Wasserstoffatomen. Es findet sich in fast allen Geweben, wenn auch vorwiegend als Coenzym. Vor allen anderen Organen ist die Leber reich an Vitamin B_3. Daher kann die Speicherung von Niacin bei chronischer Alkoholsucht und schweren Leberleiden mit Schwierigkeiten verbunden sein.

Vitamin B_3 ist beim Kochen hitzebeständig und widersteht dem Einfluß von Sauerstoff. Aber genau wie B_2 wird es durch Kochwasser ausgelaugt.

Mangelerscheinungen und Heilerfolge

Pellagra ist eine Krankheit, unter der vor allem früher die arme Landbevölkerung litt, deren Nahrung vorwiegend aus Reis bestand. Es handelt sich dabei um ein Leiden, das Haut, Verdauungstrakt und Nervensystem in Mitleidenschaft zieht. Untersuchungen der Ursache von Pellagra führten zur Erforschung der Eigenschaften von Niacin.

Schon 1725 befaßte sich der spanische Arzt Don Gaspal Casal eingehend mit Pellagra. Er führte seine Untersuchungen in der Provinz Asturien durch, denn dort wurde dieses Leiden zuerst erkannt. Als es später auch in Tirol und Rumänien auftauchte, wurden weitere Untersuchungen durchgeführt.

Auf der Suche nach der Ursache erhielt der Amerikaner Dr. Joseph Goldberger 1915 vom „Public Health Department" den Auftrag, die Hintergründe von Pellagra zu untersuchen. Damals wurde dieses Leiden noch als Infektionskrankheit betrachtet. Goldberger stellte bei seinen Studien fest, daß sich die Krankheit in drei öffentlichen Krankenhäusern der Südstaaten nicht von den Patienten auf das Pflegepersonal übertrug. Außerdem beobachtete er, daß die Kost der Angestellten durch zusätzliche Privatverpflegung besser war als die der Patienten, die von dieser Möglichkeit keinen Gebrauch machen durften. Daraus folgerte Goldberger, daß Pellagra weniger eine unmittelbare Krankheit war als ein Mangelsymptom, dessen Ursache die unzureichende, vorwiegend aus Feldfrüchten bestehende Krankenhausverpflegung war. Er ordnete daher an, die Kost der Patienten unter anderem mit Fleisch, Dosenlachs und Eiern aufzubessern. Nach dieser Verpflegungsumstellung hörten die Pellagravorkommen in den drei Krankenanstalten bald auf.

Inzwischen hat sich die Erkenntnis gefestigt, daß die Nahrungsversorgung auch mit ökonomischen Problemen verknüpft ist, durch die Pellagra gefördert wird. Denn bei einer ausgewogenen, proteinreichen Ernährung hat dieses Leiden kaum Chancen. Von Pellagra sind meistens arme Bevölkerungsschichten betroffen, deren Ernährung notbedingt kaum große Auswahl erlaubt und proteinarm ist.

Oft äußert sich leichter Niacinmangel in einer furchigen, hinten belegter Zunge, deren Spitze stark gerötet ist. Auch übler Mundgeruch spricht dafür. Wahrscheinlich ist eine ungenügende B_3-Versorgung des Körpers auch für die Bildung brandiger Entzündungen und kleiner Geschwüre im Gesicht und unter der Zunge verantwortlich. Außerdem führt leichter B_3-Mangel zu Verdauungsstörungen, weil der Salzsäurefluß im Magen aussetzt und Magenbeschwerden die Folge sind. Da zur Absorbierung von Protein, Eisen und Kalzium unbedingt Salzsäure erforderlich ist, können Anämie und Nervenleiden entstehen. Sobald das Verdauungssystem nicht mehr richtig arbeitet, wird die Nahrung schlecht verdaut. Blähungen, Verstopfung und Durchfall stellen sich ein. Dann folgt eine langsame Entzündung des Darmtrakts, die sich im Mastdarm und Afterbereich bemerkbar macht.

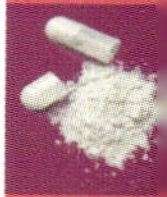

Wenn dieser Zustand nicht behoben wird, kann sich eine Dickdarmentzündung entwickeln.

B_3-Mangel kann sich außerdem durch Schwindelgefühl, Schlaflosigkeit, Nervosität, Übelkeit und Erbrechen oder periodisch auftretende Kopfschmerzen äußern. Zum Zerreißen angespannte Nerven und Streßempfinden oder mit unmotivierten Tränenausbrüchen verbundene Depressionen können Symptome dafür sein.

Quellen

Nahrungsmittel wie Leber, Fleisch, Fisch, Hefe und Weizenkeime sind besonders reich an Niacin. Aber auch in Eiern, Nüssen und Weizenkleie ist es enthalten. In Weizenmehl dagegen fehlt es fast ganz. B_3-Mangel kann als Folgeerscheinung von Sulfonamiden-Medikamenten und Antibiotika, wie z.B. Penicillin, auftreten.

Täglicher Bedarf

Ernährungswissenschaftler befürworten für Erwachsene eine Vitamin B_3-Tagesdosis von 20 bis 30 mg. Für Kinder dem Alter entsprechend 4 bis 15 mg.

Vitamin B_6 (Pyridoxin)

1934 wurde eine bis dahin unbekannte Nahrungssubstanz gefunden, die sich von allen bis dahin bekannten wasserlöslichen Substanzen deutlich unterschied. Versuchsratten, denen dieser neue Stoff in der Nahrung vorenthalten wurde, entwickelten ein bestimmtes Hautleiden. Diese Substanz wurde Pyridoxin genannt. 1939 wurde es eingehend von Wissenschaftlern untersucht und im selben Jahr gleichzeitig durch den Deutschen Kühn und die Amerikaner Harris und Folkers synthetisiert.

Mangelerscheinungen und Heilerfolge

Bei Vitamin-B_6-Entzug im Futter erkrankten Versuchsratten an Anämie, Herz- und Gefäßleiden, Fettleber und Nierenleiden. Die Haut bekam wunde Stellen, und Nervenschäden entwickelten sich.

Dr. H. H. Schroeder vom „Department of International Medicine, Washington University of Medicine" stellte zudem fest, daß Versuchsaffen, deren Nahrung zu wenig B_6 enthielt, an Arterienverhärtung erkrankten. Bei Ratten führte B_6-Mangel zu hohem Blutdruck.

Bei weiteren Versuchen zeigte sich, daß die Abwehrkräfte von Versuchstieren – also die Antikörper – in einigen Fällen zurückgingen und damit die Anfälligkeit der Tiere zu Infektionen, wie z.B. Lungenentzündung, zunahm.

Etwa die Hälfte des Pyridoxingehalts in Getreide geht durch die modernen Mahlverfahren verloren. Ähnlich ist es mit pasteurisierter Milch und gekochten Speisen. Außerdem verträgt dieses Vitamin weder Licht noch Hitze. Es scheint jedoch den Körper in der Aufnahme von Fett und Protein zu unterstützen. In der Fachzeitschrift „The Vitamins in Medicine" wurde berichtet, daß B_6 mit Erfolg bei einer Reihe von Krankheiten angewendet wurde. Dazu gehören z.B. neuromuskuläre Erkrankungen, Parkinsonismus (Schüttellähmung), Muskelschwund und fortgeschrittene Sklerose (krankhafte Organ- und Arterienverhärtung). Außerdem konnten auch bei nervösem Gesichtszucken und Gliederzittern durch B_6 gute Erfolge erzielt werden. Ebenso hat sich dieses Vitamin bei Erbrechen, Schwindelgefühl während der Schwangerschaft und ausstrahlenden Nervenschmerzen bewährt.

QUELLEN

Dieses Vitamin ist in vielen Nahrungsmitteln enthalten, unter anderem in Leber, Hefe, Reis, Getreide, Erbsen, Bohnen, Linsen und Erdnüssen. Fisch weist nur wenig Pyridoxin auf, und in Milch und Gemüse ist der Gehalt gleich Null.

Pyridoxin besteht aus einer Gruppe von Verbindungen. Eine darunter ist als Pyridoxalphosphat bekannt. Es wirkt als Coenzym und trägt zum Abbau von Aminosäuren bei.

TÄGLICHER BEDARF

Der tägliche Bedarf dieses Vitamins liegt zwischen 2 und 4 mg. Aber es ist auch in größeren Mengen relativ ungiftig.

Vitamin B_{12}

1926 konnten die Forscher Minot und Murphy nachweisen, daß perniziöse Anämie – schwere Blutarmut, die vor allem bei Frauen über fünfzig Jahren auftritt – durch Leber geheilt werden kann. Andere Forscher auf diesem Gebiet benutzten danach Leberkonzentrate anstelle von Leber. Erst zwanzig Jahre später, 1948, konnten dann der Engländer Lester Smith und der Amerikaner Rickes unabhängig voneinander bekanntgeben, daß sie den antiperniziösen Anämiefaktor isoliert hatten – ein Molekül mit den wichtigen Bestandteilen Vitamin B_{12} und Kobalt.

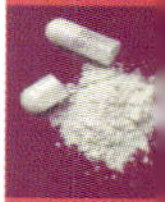

Mangelerscheinungen und Heilerfolge

1951 gelang es zu beweisen, daß bei perniziöser Anämie im Magen der Erkrankten eine bestimmte Substanz fehlt, die zur Aufnahme von Vitamin B_{12} unerläßlich ist. Es handelt sich dabei um den sogenannten „intrinsic factor"; d.h., ein Enzym, das in den Belegzellen der Magenschleimhaut erzeugt wird und nicht fehlen darf, da es für die Resorption des mit der Nahrung aufgenommenen Vitamin B_{12} unbedingt notwendig ist.

Chronische Darmbeschwerden können die Ursache einer verminderten B_{12}-Aufnahme des Organismus sein und daher perniziöse Anämie auslösen.

Durch Salzsäuremangel im Magen und Abführmittel wird B_{12} zerstört. Die letzteren treiben z.B. halbverdaute Nahrung durch den Verdauungstrakt, bevor der Resorptionsprozeß überhaupt abgeschlossen werden konnte. Kalziummangel in der Nahrung ist ein weiterer Grund für die verzögerte B_{12}-Aufhahme des Körpers. Perniziöse Anämie zieht die Nervenzellen in Mitleidenschaft, vor allem die des Rückenmarks. Dadurch entstehen Schäden, die z.B. ruckenden Gang oder schwankende Körperhaltung, Koordinationsschwierigkeiten und Gleichgewichtsstörungen auslösen.

In einem Fachartikel der Münchener Medizinischen Wochenschrift bezog sich Dr. H. Grabner auf folgende Krankheiten, die mit B_{12} erfolgreich behandelt werden konnten. Dazu gehören vor allem Geschwüre, rheumatische Erkrankungen und Muskelschwund. Aber auch Schuppenflechte, Migräne und Gürtelrose sprechen auf B_{12} an.

Sogar Hepatitis (Entzündung der Leber) konnte erfolgreich mit B_{12} behandelt werden, wie aus Veröffentlichungen der amerikanischen Fachzeitschrift „Journal of the American Medical Association" hervorgeht. Weiteren medizinischen Berichten zufolge hat dieses Vitamin auch günstige Auswirkungen auf Asthma, Osteoarthritis (Knochen- und Gelenkentzündung) und Osteoporose (poröse Knochen aufgrund mangelnder Knochengrundsubstanz).

Bisher sind längst noch nicht alle Fakten über B_{12} bekannt. Daher geht die Erforschung dieses verhältnismäßig spät entdeckten Vitamins weiter. Aber den bisher bereits bekannten Tatsachen nach ist anzunehmen, daß sein Wirkungskreis mit Sicherheit vielfältig ist.

Quellen

Leber und Nieren enthalten besonders viel B_{12}. Aber auch Fleisch, Milch, Käse, Eier und Fisch sind reichhaltige Quellen. In Pflanzen ist dieses Vitamin überhaupt nicht enthalten. Dieses Vitamin ist praktisch ungiftig. Bei

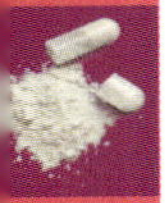

Labortieren, denen große Mengen davon verabreicht wurden, zeigten sich keine negativen Nebenwirkungen.

Täglicher Bedarf

Über den eigentlichen Bedarf des Körpers herrscht noch Unklarheit. Es wird jedoch angenommen, daß die tägliche Dosis in der Nahrung zwischen 2 und 10 Mikrogramm betragen sollte. Einige Wissenschaftler sind der Ansicht, daß zur Gesunderhaltung des Körpers wahrscheinlich ein Mikrogramm genügt, aber im Krankheitsfall mehr erforderlich ist.

Bioflavonoide (Folsäure)

Die Bioflavonoide gehören zu den etwa 4.000 Pflanzenpigmenten, die vielen unserer Blüten- und Blätterpflanzen ihre Färbung geben. Nicht alle haben eine biologische Aktivität, aber ihre Bedeutung für die menschliche Gesundheit wurde schon in den 30er Jahren des 20. Jahrhunderts erkannt. Damals hatten die Bioflavonoide zeitweilig den Status eines Vitamins, das man als Vitamin P bezeichnete. Die natürlichen Flavonoide der Pflanzen zählen zu den Substanzen, die den Oxidationsstoffwechsel der Zelle beeinflussen. Sie werden meist aus der weißen Schalenhaut von Zitrusfrüchten gewonnen. Zu den wichtigsten Bioflavonoiden zählen Hesperidin, Rutin und das mit Rutin eng verwandte Quercitin.

Nach der eingehenden Untersuchung eines Konzentrats aus Spinat entdeckte ein Forscherteam 1941 eine Verbindung, die unter dem Sammelbegriff Folsäure bekannt wurde. Der Name wurde von „Foliage" – Laub bzw. Blätter – abgeleitet. Später stieß man auch in Leber auf diese Substanz.

Intensive Forschungen resultierten dann 1944 in einer dem Spinat entzogenen Folsäure, die 137.000mal wirksamer war als die ursprünglich entdeckte. Der erfolgreiche Abschluß der Synthese und Identifizierung von Folsäure wurde 1945 schließlich durch Wissenschaftler der Lederle-Laboratorien in den USA vollzogen.

Mangelerscheinungen und Heilerfolge

Folsäuremangel kann eine Reihe von Krankheiten auslösen: Vor allem Anämie, Durchfall, Zungenentzündung (Glossitis), Störungen des Verdauungssystems, Salzsäuremangel im Magen und Abnahme der normalen Zahl weißer Blutkörperchen.

Folsäure konnte unter anderem erfolgreich in der Behandlung von Anämie im Zusammenhang mit rheumatoider Arthritis angewandt werden, ebenso bei Störungen, die durch die Anwendung von Sulfonamiden entstehen. Es konnte nachgewiesen werden, daß die lebende Zelle ohne Folsäure nicht teilungsfähig ist. In seiner Funktionsweise ist Folsäure mit Vitamin B_{12} nah verwandt, zudem sorgt dieses Vitamin für eine gesunde Durchblutung des gesamten Gewebes.

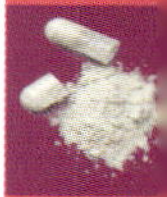

Quellen

Außer in dunkelgrünem Blattgemüse wie Spinat kommt dieses Vitamin auch reichlich in Leber und Nieren vor. Rindfleisch und Weizenkeime haben nur wenig Folsäure. Knollen der Wurzelgemüse, Schweinefleisch, Schinken, Lamm, Käse, Milch, Reis, Mais und viele Lebensmittelkonserven enthalten dieses Vitamin überhaupt nicht.

Kochhitze vernichtet Folsäure fast vollständig, und Lebensmittelvorräte, die dem Licht ausgesetzt sind, verlieren einen großen Teil ihres Folsäuregehalts.

Täglicher Bedarf

Untersuchungsergebnissen zufolge trägt Folsäure zum körperlichen Wohlbefinden bei und wirkt appetitanregend. Wahrscheinlich braucht der menschliche Organismus davon täglich bis zu 5 mg. Perniziöse Anämie im Zusammenhang mit Nervendegeneration – besonders des Rückenmarks – spricht auf Folsäurebehandlung nicht an. Hier wird gewöhnlich mit Vitamin B_{12} behandelt. Umgekehrt gibt es bestimmte Anämieerkrankungen, die auf Folsäure positiv reagieren, aber dafür nicht auf Vitamin B_{12}.

PAB

PAB ist ein unentbehrlicher Wuchsstoff für Organismen, die Folsäure synthetisieren. Es ist mit Vitamin H identisch und für viele Bakterien ein lebenswichtiger Nahrungsbestandteil.

PAB wurde erstmals 1863 synthetisiert, aber erst 1940 durch Fischer in die Familie der B-Komplex-Vitamine aufgenommen. PAB dürfte aus dem Grund einmalig sein, weil es als Vitamin innerhalb eines Vitamins erscheint. Denn PAB ist integraler Teil der zur B-Gruppe gehörenden Folsäure.

Mangelerscheinungen und Heilerfolge

Nach Anwendung von Sulphanilamid wurde im menschlichen Organismus PAB-Mangel nachgewiesen. Denn das Enzymsystem, durch das PAB in die Folsäure eingebaut wird, kann durch die Derivate des Sulphanilamid gehemmt werden. Die Folge sind Müdigkeit, Anämie und Hautausschlag.

Grob umrissen, scheint PAB nicht nur für normales Wachstum wichtig zu sein, sondern auch für gesunde Haut, die Haarfarbe und ein normales Verdauungssystem.

Quellen

Die reichhaltigsten Quellen für PAB sind genau wie bei anderen B-Komplex-Vitaminen Leber, Bierhefe und Weizenkeime. Aber auch in Fleisch, Nüssen, Frischobst und Gemüse ist dieses Vitamin enthalten. Der Gehalt von PAB und Folsäure in Nahrungsmitteln steht in Wechselwirkung zueinander.

Täglicher Bedarf

Bei Mangelerscheinungen 300 mg.

Pantothensäure

1901 wurde eine Substanz entdeckt, auf die man sich damals als „Bios" bezog. Heute versteht man darunter eine zur Herstellung von Hefe notwendige Mischung, die Pantothensäure. 1940 synthetisierten deutsche, Schweizer und amerikanische Forscher gleichzeitig Pantothensäure – einen weitverbreiteten Wirkstoff der B-Vitamine.

Mangelerscheinungen und Heilerfolge

Im Körper wirkt Pantothensäure als ein Coenzym, das die Fettsynthese aus Proteinen und Fetten vollzieht. Laborratten, in deren Futter dieses Vitamin fehlte, bekamen ein dünnes, räudiges Fell. Es stellten sich Lungen-, Herz- und Blutkrankheiten ein. Die Abwehrkräfte des Körpers ließen nach, da sich die Anzahl der Phagozyten – der weißen Blutkörperchen – verringerte. Pantothensäure hilft bei krankhaftem Fußbrennen. Schon während des Zweiten Weltkrieges wurde dieses Vitamin mit großem Erfolg bei amerikanischen Kriegsgefangenen angewendet, die während der Zwangsarbeit im Orient bis zur Unerträglichkeit unter Fußbrennen zu leiden hatten. Auch bei Nervenentzündungen hat Pantothensäure Linderung verschafft, wenn andere Vitamine der B-Gruppe unwirksam blieben.

Quellen

Pantothensäure ist genau wie andere B-Komplex-Vitamine reichlich in Hefe, Leber, Nieren, Weizenkeimen und Erdnüssen enthalten. Aber die Hälfte der in Weizen enthaltenen Pantothensäure geht auch hier durch die modernen Mahlverfahren verloren.

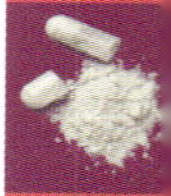

TÄGLICHER BEDARF

Ärztlichen Erkenntnissen zufolge braucht der Erwachsene täglich etwa 10 mg Pantothensäure. Durch Harn und Schweiß wird dieses Vitamin aus dem Organismus wieder ausgeschieden.

Biotin

Biotin ist ein Hefewuchsstoff und spielt bei der enzymatischen Fixierung des Kohlendioxids eine Rolle. Es wurde zufällig entdeckt, als Bateman 1916 in Ernährungsexperimenten mit Tieren feststellte, daß Eiweiß in hochkonzentrierter Form giftig ist. In weiteren Versuchen zeigte sich, daß bestimmte Nahrungsmittel – z.B. Leber und Hefe – eine bestimmte Substanz enthalten, durch die Versuchstiere vor den toxischen Auswirkungen von Eiweiß geschützt wurden. 1936 gelang es, aus Eidotter eine Substanz zu gewinnen, die Biotin erhielt, und 1940 konnte Biotin auch aus Leber seine Struktur identifiziert werden. Die endgültige Synthese dieses Vitamins wurde schließlich 1943 gleichzeitig durch Harris und seine Mitarbeiter sowie Wissenschaftlern der amerikanischen Merck-Laboratorien durchgeführt.

MANGELERSCHEINUNGEN UND HEILERFOLGE.

Biotinmangel führt beim Menschen unter anderem zu Muskelschmerzen, Appetitlosigkeit, trockener Haut, Nervenstörungen, Schlaflosigkeit und Hypercholesterinämie – also Erhöhung des Cholesteringehalts im Blutplasma. Versuchstiere, denen Biotin vorenthalten worden war, verloren besonders um die Augen herum das Fell. Sie litten unter Hautjucken, Wachstumsverzögerungen und spastischer Gangart. Biotinmangel konnte bei Labortieren durch Fütterung mit zu vielen rohen Eiern erzeugt werden. Sulphanilanidgaben führten zum gleichen Ergebnis. Tiere, denen Biotin vorenthalten wurde, zeigten sich anfällig für Herz- und Lungenerkrankungen. Bei Mäusen scheint Biotin zur Reproduktion und zum Stillen erforderlich zu sein. Jungtiere, in deren Futter zu wenig von diesem Vitamin enthalten war, erkrankten an fortschreitender Lähmung. Einige Wissenschaftler vermuten nun, daß Biotin Lysozyme aktiviert, also normale bakterizide Stoffe in Drüsensekreten, wie z.B. Tränenflüssigkeit, Nasenschleim und Sputum.

Ernährungswissenschaftler vermuten, daß Biotin nicht nur zur Unterstützung des Fettstoffwechsels im Körper notwendig ist, sondern auch im Wachstumsprozeß eine Rolle spielt.

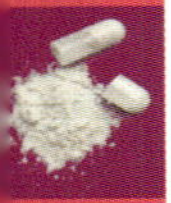

QUELLEN

Tiere und Pflanzen sind reich an Biotin, vor allem aber Hefe, Leber, Nieren, Eidotter, Milch, Erbsen, Sirup und Feldfrüchte. Bestimmte Gemüse- und Obstsorten sind dagegen arm an Biotin. Wissenschaftler sind auf die Tatsache gestoßen, daß sich ein einfaches, im Eiweiß des Eies enthaltenes Protein gern mit Biotin verbindet. Aber dadurch wird die Aufnahme dieses Vitamins durch den Organismus verhindert. Wegen seiner „Besessenheit", mit Biotin eine Verbindung einzugehen, wurde dieses einfache Protein Avidin genannt. Sobald Avidin und Biotin zu einem Komplex verschmolzen sind, kann dieser durch das Verdauungssystem nicht mehr abgebaut werden. Es gelingt nur noch durch Kochen oder Bestrahlung. Aus diesem Grund sollten Eier nie roh gegessen werden.

TÄGLICHER BEDARF

0,15 bis 0,20 mg.

Cholin

Cholin ist der Wissenschaft schon seit Mitte des 19. Jahrhunderts bekannt. Es ist eine organische Base, die in der Galle gefunden wurde und in der Natur weit verbreitet ist. Als Bestandteil des Lezithins kommt Cholin vor allem in Hirn und Eidotter vor. Es wird in der Behandlung von Leberleiden angewandt und ist für den Fettstoffwechsel des Organismus wichtig.

Anscheinend unterstützt Cholin vor allem die Verarbeitung von Fetten und Cholesterin. Es beugt Fettstauungen in der Leber vor und fördert die Umwandlung von Fetten in Substanzen, die sich zur Aufnahme in den Blutkreislauf eignen.

MANGELERSCHEINUNGEN UND HEILERFOLGE.

Aus Berichten von Dr. L. M. Morrison vom County Hospital in Los Angeles geht hervor, daß sich in Fällen von Koronarverschluß oder Koronarthrombose – einer Durchblutungsstörung der Herzkranzgefäße infolge von Verschluß durch Thromben – der Zustand der Patienten nach der Behandlung mit Cholin auffallend verbesserte. Gleichzeitig senkte sich auch der Cholesterinspiegel im Blut. Da die essentielle Aminosäure Menthonin vom Organismus in Cholin umgewandelt werden kann, führt eine proteinarme Kost unter Umständen zu Cholinmangel. Auch Verdauungsstörungen (Dyspepsie) können infolge von Cholinmangel auftreten und bei längerer Fortdauer permanenten Leberschaden verursachen.

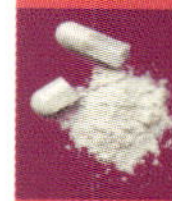

QUELLEN

Cholin findet sich in tierischen und pflanzlichen Zellgeweben, unter anderem in hochwertigen Nahrungsmitteln wie Leber, Weizenkeimen, Hirn, Nieren, Eiern und besonders in Lezithin. Milch enthält kaum Cholin; dafür aber Sojabohnen, Spargel, Rosenkohl und alle anderen Kohlarten. Auch Karotten, Erbsen, Spinat, Kohlrüben und Kartoffeln sind Cholinträger.

TÄGLICHER BEDARF

Den Ernährungswissenschaftlern Dr. Bicknell und Dr. Prescott zufolge wird vom Körper nur sehr wenig Cholin ausgeschieden. Der Bedarf dieses Vitamins in der normalen täglichen Kost ist mit 650 mg sehr hoch.

Inositol

Schon 1850 wurde entdeckt, daß es sich bei Inositol um einen Nahrungsfaktor handelt. Aber erst etwa hundert Jahre später wurde bekannt, daß es zum Vitamin-B-Komplex gehört und in Verbindung mit Cholin und Biotin auftritt. 1940 führte Dr. Woolley vom amerikanischen Rockefeller-Institut Ernährungsexperimente mit Mäusen durch, deren Futter ausschließlich Inositol entzogen war. Daraufhin stockte das Wachstum der Tiere, Haarausfall setzte ein, bis ganze Körperstellen kahl waren. Doch nachdem die Tiere wieder mit reinem Inositol versorgt wurden – oder dieser in Bierhefe und Leber enthaltenen Substanz –, wuchs ihr Fell innerhalb 18 Tagen wieder nach. Versuche mit anderen Tieren führten zu ähnlichen Resultaten.

MANGELERSCHEINUNGEN UND HEILERFOLGE

Genau wie Cholin trägt auch Inositol zum Fettstoffwechsel bei und scheint sich in gewisser Weise auf die Haut und das Muskelgewebe auszuwirken. In den Augenlinsen und im Herzmuskel konnte dieses Vitamin in hoher Konzentration nachgewiesen werden. Von dieser Tatsache wird auch die besondere Bedeutung von Inositol für die Sehkraft und eine gesunde Herztätigkeit abgeleitet.

Die amerikanische Ernährungswissenschaftlerin Adelle Davis schreibt dazu: *„Inositolmangel steht nicht nur in engem Zusammenhang mit Erkrankungen der Herzkranzgefäße, sondern kann auch zu Verstopfung, Ekzemen und Anomalien der Augen führen.“*

QUELLEN

Dieses Vitamin kommt im Herzmuskel und in der Leber vor, in Hefe, Weizenkeimen, Hafermehl und Melasse; außerdem unter anderem in Bohnen, Erbsen, Erdnüssen, Grapefruit, Orangen, Pfirsichen, Erdbeeren, Kartoffeln, Spinat, Tomaten und Kohlrüben. Besonders inositolreich ist Lezithin.

Wenn Inositol auch in allen Pflanzen- und Tiergeweben nachweisbar ist, kommt es doch in besonders hoher Konzentration in Muskeln, Herz, Nieren, Hirn und roten Blutkörperchen vor. Und in der Fachzeitschrift „Vitaminologie“ stellt Dr. W. H. Edda fest, daß Koffein im Organismus Inositolmangel erzeugt. Tee und Kaffee sind koffeinhaltige Getränke, deren Konsum in Amerika und Australien beträchtlich ist. Außerdem wird in den USA auch einigen beliebten Erfrischungsgetränken Koffein zugesetzt.

TÄGLICHER BEDARF.

Der menschliche Organismus hat einen Inositolbedarf von etwa 1.000 mg.

Vitamin B_{15}

Vitamin B_{15} wurde bereits 1938 durch den amerikanischen Wissenschaftler Professor E. T. Krebs entdeckt. Trotzdem gilt es als neues, noch nicht lange bekanntes Vitamin.

MANGELERSCHEINUNGEN UND HEILERFOLGE

Im menschlichen Organismus aktiviert Vitamin B_{15} die verschiedensten Zellen. Es wirkt anregend auf die Stoffwechselvorgänge in den Muskel- und Nervenzellen, in der Leber, im Bindegewebe und in der Gehirnrinde. Es zwingt die Zellen zu einer besseren Verarbeitung des lebensnotwendigen Sauerstoffs und normalisiert die Zellfunktionen. Der spanische Arzt Professor Dr. Peres wandte Vitamin B_{15} in vielen Fällen von Schuppenflechte an und kam dabei zum Ergebnis, daß diese Krankheit damit zur Zeit am erfolgreichsten behandelt werden kann.

Dagegen untersuchte der türkische Arzt Professor A. V. Dokukin Vitamin B_{15} in bezug auf die Widerstandskraft des Organismus und des Herzgefäßsystems bei Sauerstoffmangel. Dabei zeigte sich daß eine Reihe von Patienten, die unter den verschiedensten Störungen des Kreislaufsystems litten, z.B. Herzinfarkt, erfolgreich mit diesem Vitamin behandelt werden konnten.

Aus verschiedenen Experimenten mit weißen Mäusen, Ratten, Katzen und Hunden ging hervor, daß ein plötzlicher Sauerstoffmangel des Herzens durch Vitamin-B_{15}-Gaben ausgeglichen werden konnte. Es lag daher auf der Hand, B_{15} bei Herzleiden wie Angina pectoris einzusetzen. Schon nach dreitägiger Behandlung ließen die oft mit Todesangst verbundenen, anfallartigen Herzkrämpfe nach. Ganz verschwunden waren diese Symptome nach einer Behandlung von zehn Tagen.

Vitamin B_{15} aktiviert alle Körperzellen, denn es regt den Stoffwechsel an und reguliert den Sauerstoffhaushalt des Muskel- und Bindegewebes. Dieses Vitamin eignet sich daher besonders zur Behandlung rheumatischer Erkrankungen, Durchblutungsstörungen, Arteriosklerose, Erschöpfungszuständen und Lebererkrankungen.

In Berlin wurde Vitamin B_{15} von Professor Dr. Heyk in Fällen hartnäckiger Neuralgien, Myalgien (Muskelschmerzen), Arthritis und Migräne benutzt. Rheuma zeigt sich in vielen Erscheinungsformen. Es kann sich dabei ebenso um geringfügige Abnutzungserscheinungen der Gelenke handeln wie um Weichteilrheumatismus der Muskeln, des Fettgewebes, der Schleimbeutel oder Sehnen. Die auslösenden Faktoren sind verschieden: Zugluft, Überbeanspruchung, Erschöpfung, Alkohol- oder Nikotinmißbrauch oder auch Stoffwechselerkrankungen. Bei schmerzhaften und versteifenden Neuralgien, Nervenentzündungen, Arthrose, Muskelschmerzen und Entzündungen der Wirbel und Wirbelgelenke (Spondylosen) ist die Wirkung von Vitamin B_{15} besonders intensiv. Vor allem aber verfügt es über entzündungshemmende und sauerstoffspendende Eigenschaften und sorgt für eine gesteigerte Durchblutung erkrankter Körperbereiche. Vitamin B_{15} wird seit 1955 synthetisch hergestellt, hat keine Nebenwirkungen und ist in Apotheken frei erhältlich.

Quellen

Dieses Vitamin ist im Fleisch und dem Kern der Aprikose enthalten, in Reis, Bierhefe, Rinderblut und der Leber von Pferden. Therapeutisch wird es bisher unverständlicherweise kaum angewendet, obwohl seine Heilwirkung in vielen Fällen nachgewiesen werden konnte und es weitestgehend erforscht wurde.

Täglicher Bedarf

Die lebensnotwendige Tagesdosis liegt bei ca. 5 mg.

Vitamin C

Die Entdeckung von Vitamin C bzw. Ascorbinsäure steht in ursächlichem Zusammenhang mit Skorbut, einer Vitaminmangelerkrankung, die im Mittelalter Scharbock genannt wurde. Jahrhundertelang hatte die Menschheit darunter zu leiden. Häufig trat Skorbut auf, wenn es an frischem Obst oder Gemüse in der Kost fehlte. Auf Segelschiffen war diese „Schiffskrankheit“ ein ständiger Gast. Allerdings kannte man schon seit der Renaissance die heilende Wirkung grüner Kräuter, des sogenannten Scharbockskrauts. Und in der englischen Marine gibt es seit dem Jahre 1760 eine Bestimmung, nach der auf allen Schiffen Zitronen für die Besatzung mitgeführt werden müssen.

1928 entdeckte H. Szent Györgyi ein antiskorbutisches Vitamin, das er Hexuronsäure nannte. Seine Struktur wurde 1933 durch E. L. Hirsch aufgeklärt, und im gleichen Jahr konnte es durch T. Reichenstein und W. N. Hayworth synthetisiert werden. Damit erhielt Vitamin C auch den zutreffenden Namen Ascorbinsäure. Vitamin C ist außerordentlich empfindlich gegen Licht und Sauerstoff und sollte daher trocken und dunkel aufbewahrt werden, wenn es lange haltbar bleiben soll.

Durch Kochen wird dieses Vitamin zerstört, einmal durch die Hitze, zum anderen durch das auslaugende Kochwasser. Auch Backpulver ist schädlich. Außerdem verursachen die in Restaurants benutzten vorgewärmten Teller und Warmhaltevorrichtungen für Speisen raschen Vitamin-C-Verlust.

Mangelerscheinungen und Heilerfolge

Durch Forschungsergebnisse konnte nachgewiesen werden, daß Vitamin C zur Bildung und Gesunderhaltung des Bindegewebes notwendig ist. Der Körper besteht aus Billionen von Zellen, die durch Kollagen zusammengehalten werden. Wenn dieses faserige Kollagengerüst in seiner Elastizität nachläßt und sozusagen „zusammenbricht“, werden nicht nur Stütz- und Bindegewebe, sondern auch Sehnen, Knorpel und Blutgefäßwände geschwächt. Nun können Bakterien und Viren leichter eindringen und Infektionen auslösen. Vitamin C unterstützt den Organismus in der erfolgreichen Abwehr solcher Eindringlinge; da es Phagozyten und Antikörper stärkt. Und mit einem kräftigen Bindegewebe ist ein entsprechendes Hindernis geschaffen.

Antikörper werden in der Leber produziert. Sie helfen im Kampf gegen Bakterien und brauchen Vitamin C, um widerstandsfähig und aktiv zu bleiben. Außerdem entgiftet dieses Vitamin in den Blutkreislauf eingedrungene Allergene – z.B. Blütenpollen, Schimmelpilzsporen, Staub, Hautschuppen, Federn, Getreide, Fremdeiweiße in Nahrungsmitteln und Impfstoffe, die Allergien wie u. a. Heuschnupfen, Nesselfieber, Ekzeme und Asthma auslösen.

Vitamin C ist auch mitverantwortlich für ein gesundes Wachstum der Knochen und trägt zur Heilung von Knochenbrüchen bei. Sobald es im Organismus an Vitamin C fehlt, werden die Knochen weich, porös und spröde und neigen schon bei den geringfügigsten Stürzen oder Verletzungen zu Frakturen.

Bei Vitamin-C-armer Kost stellen sich degenerative Veränderungen der Zähne und des Zahnfleisches ein. Das Zahnbein wird beschädigt und der Schmelz anfällig für Karies. Das Zahnfleisch entzündet sich, bildet sich zurück, und die Zähne werden immer „länger". Da die Zähne auf diese Weise ihren festen Halt verlieren, lockern sie sich, und in den entstehenden Zahntaschen sammeln sich Bakterien an, die zu Eiterungen und Infektionen der näheren Umgebung führen.

Gute Wundheilung ist nur gewährleistet, wenn das Gewebe ausreichend mit Vitamin C und Protein versorgt wird. Bei Tuberkulose und Magengeschwüren ist eine starke Kollagenproduktion unerläßlich, um weiterem Gewebezerfall mit erneuter Infektion vorzubeugen.

Unentbehrlich ist Vitamin C auch für die Kapillaren, einem Netz haarfeiner Äderchen, das sich praktisch im ganzen Körper ausbreitet und ihn mit Blut versorgt. Durch Vitamin-C-Mangel wird dieses Netz fragil und versagt. Dann entweicht Blut unter anderem in Gewebe, Knochenmark und Gelenke, was schließlich rheumatische und andere Erkrankungen verursacht. Einerseits wird durch die Kapillaren Nahrung und Sauerstoff in die Zellen befördert, andererseits nehmen sie von dort Abfallstoffe mit. Wenn die Nahrungs- und Sauerstoffversorgung der Zellen aufgrund zerstörter Kapillaren aufhört, sterben sie innerhalb von Sekunden ab. Tote Zellen haben nicht den geringsten Schutz gegen Bakterien. Sie unterstützen vielmehr das Wachstum dieser in den Blutkreislauf eingedrungenen Schädlinge und ermöglichen es ihnen, zu anderen Körperteilen vorzudringen. Auf diese Weise erreichen die Bakterien z.B. die Gelenke, Nieren oder das Herz, wo sie Arthritis, Nierenerkrankungen oder rheumatische Herzleiden auslösen.

Menschen, die sich leicht blaue Flecken holen oder zu Nasenbluten neigen, haben höchstwahrscheinlich geschwächte Kapillaren, die durch Vitamin-C-Zufuhr gestärkt werden sollten. Besonders hoch ist das Vitamin-C-Vorkommen in der Augenflüssigkeit, Augenlinse, Iris sowie der Netz- und Hornhaut. Durch Vitamin-C-Entzug wurde in Experimenten mit älteren Meerschweinchen Katarakt, also grüner Star, erzeugt. Die Behandlung von Patienten mit grauem Star hat ergeben, daß die Anwendung von 300

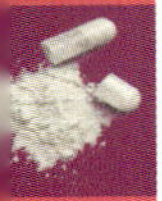

mg Vitamin C täglich eine wesentliche Besserung herbeiführte. Auch bei Hornhautgeschwüren zeigte die Anwendung von Vitamin C erstaunliche Erfolge. Aus weiteren Untersuchungen wurde die Erkenntnis gewonnen, daß Vitamin C bei Kardiovaskulärerkrankungen – also Herzkranzgefäßleiden – die Entwässerung des Körpers anregt. Tägliche Gaben zwischen 300 und 700 mg hielten bei allen Patienten die Harnausscheidung in Gang.

Das Einnehmen des in Pestiziden und Insektiziden enthaltenen DDT bewirkt im Organismus Vitamin-C-Verlust. Auch Benzindämpfe, Abgase beim Bleischmelzen, Ausdünstungen von Bleifarben und Dämpfe chemischer Reinigungsmittel haben den gleichen Effekt.

Durch Smog oder Rauchen verliert der Körper besonders viel Vitamin C. Aber auch eine Reihe von Medikamenten trägt erheblich dazu bei, da sie eine rapide Ausscheidung dieses Vitamins zur Folge haben. Dazu gehören unter anderem Aspirin, Barbiturate, Sulfonamide, Insulin, Schilddrüsenextrakt, Atropin, Antihistamin, Adrenalin und salizylhaltige Arzneimittel. Menschen, die unter ungenügender Magensäureproduktion leiden, können Vitamin C nur mangelhaft absorbieren.

Da Vitamin C im Körper nicht gespeichert wird, ist eine tägliche Versorgung notwendig. Der Körper verliert es durch Schweiß, Wasserlassen und übermäßiges Wassertrinken.

Bei der Verhütung von Vergiftungen durch Chemikalien hat sich dieses Vitamin erfolgreich erwiesen. Denn es gleicht die Giftwirkung von Blei, Brom, Arsen, Benzin und anderen Chemikalien aus.

Quellen

Vitamin C kommt in allen lebenden Zellgeweben vor, besonders aber in frischem Obst und Gemüse. Zu den besten Quellen gehören Hagebutten, rote und schwarze Johannisbeeren, Erdbeeren, alle Zitrus- und auch Kiwifrüchte. Da in pasteurisierter Milch kaum Vitamin C enthalten ist, können Säuglinge, die mit der Flasche großgezogen werden, sehr leicht an Skorbut erkranken, wenn sie nicht täglich Orangen- oder Tomatensaft erhalten.

Täglicher Bedarf

Säuglinge benötigen mindestens 50 mg. Bei Kindern und Erwachsenen liegt der Bedarf um etwa 100 bis 150 mg. In Krankheitsfällen sollte die tägliche Dosis entsprechend erhöht werden, da dieses Vitamin im Verlauf von Infektionskrankheiten aus Blut und Urin verschwindet. Je schneller der Mangel behoben wird, um so rascher kann daher eine Wiederherstellung herbeigeführt werden. Im Extremfall sollten täglich bis zu 750 mg verabreicht werden – am besten in Kombination mit Kalziumtabletten, die den Säuregehalt dieses Vitamins neutralisieren.

Vitamin C hat günstige Auswirkungen auf Erkältungskrankheiten, Grippe, Heuschnupfen, Halsentzündungen, Asthma, Bronchitis, Rheuma und andere Fiebererkrankungen, Augen- und Ohreninfektionen, Nebenhöhlenentzündungen, Kinderkrankheiten wie Masern, Windpocken usw.; außerdem auch auf Arthritis, Gicht und Magengeschwüre usw. Vitamin C unterstützt auch die Wundheilung von Verbrennungen und Verletzungen.

Vitamin D

Schon vor etwa hundert Jahren wurde Lebertran als Heilmittel bei Rachitis angewandt. Bei Kindern führt diese Krankheit zu Knochendeformierung, und bei Erwachsenen wird dieser Zustand Osteomalazie genannt. In Versuchsreihen mit Hunden konnte schon 1918 durch einseitige Ernährung Rachitis ausgelöst werden, die dann durch Lebertran wieder behoben wurde. Damals glaubte man noch, daß der Heilfaktor für Rachitis in Vitamin A zu finden ist. Aber 1922 gelang der Nachweis, daß in anderen Nahrungsmitteln als Lebertran verabreichtes Vitamin A erfolglos in der Behandlung von Rachitis blieb. In weiteren Experimenten wurde Vitamin A in Lebertran durch das Einpressen von Heißluft zerstört. Es stellte sich aber heraus, daß der so behandelte Lebertran Rachitis immer noch kurierte, wenn er auch bei Augeninfektionen, die normalerweise auf Vitamin A ansprechen, versagte.

1919 gelang außerdem der Nachweis, daß Rachitis erfolgreich durch ultraviolette Sonnenstrahlen oder Höhensonne behandelt werden kann. 1935 gelang es schließlich, Vitamin D in kristalliner Form zu synthetisieren, und seither wurden etwa zwanzig verschiedene Formen dieses Vitamins untersucht. Davon finden allerdings nur zwei praktische Anwendung: Vitamin D_2 und D_3.

Mangelerscheinungen und Heilerfolge

Wolken, Nebel, Dunst und Smog schirmen die Erde vor ultravioletten Strahlen ab. Daher treten nach statistischen Erhebungen in Städten mit ungünstigen Wetterbedingungen mehr Rachitiserkrankungen auf als in solchen mit klarer Luft und einer größeren Anzahl von Sonnentagen.

In einem umfassenden Forschungsprojekt wurde auch der Zusammenhang zwischen gesunden Zähnen und Vitamin D ermittelt. Dabei stellte sich heraus, daß bei Kindern schon der geringste Anflug von Rachitis die normale Entwicklung der Zähne und Kieferknochen beeinträchtigt. Folgeerscheinungen waren enge Kiefer, mißgebildete, übereinanderwachsende oder vorstehende Zähne, falsche Bißstellung und dergleichen mehr. Die wichtigste Rolle in der Verhütung von Karies, Parodontose und Folgeerscheinungen soll nach Adelle Davis Vitamin D spielen.

Es wird vermutet, daß Vitamin D ein den Phosphatasen zugehöriges Enzym der Hydrolasengruppe kontrolliert, das für die Knochenbildung erforderlich ist. Dieses Enzym bewirkt die Freigabe von Phosphor für den Knochenaufbau in einer Verbindung mit Fetten und Zucker.

Phosphor und Kalzium aus dem Blut verbinden sich und tragen damit wesentlich zur Bildung und Erhärtung der Knochenstruktur bei. Kleine Kinder haben noch biegsame und knorpelige Knochen.

Unter allen Vitaminen dürfte Vitamin D den ersten Platz einnehmen. Denn die Deformierung des Knochengerüsts im Kindesalter durch Vitamin-D-Mangel kann nicht wiedergutzumachende Schäden verursachen. Sobald sich die Knochen erst einmal gefestigt haben, sind die Würfel auf Gedeih und Verderb gefallen. Werden Kinder mit kalzium- und phosphorarmer Nahrung großgezogen, stellen sich Wachstumsbehinderungen und Knochendeformierungen ein. So zeigten sich bei vielen Kindern in Deutschland und Österreich infolge der Unterernährung während des Ersten Weltkrieges dafür typische Merkmale: Rückgratverkrümmungen, O- und X-Beine usw.. Selbst Jugendliche waren davon betroffen.

Unter anderem hat Vitamin D die Aufgabe, im Körper Energie freizusetzen. Mit Hilfe von Phosphor wird Blutzucker durch die Darmwände und in die Leber befördert, wo er als Glykogen gespeichert wird. Blutzukker wird zur Energieversorgung „verbrannt“. Da sich aber bei Vitamin-D-Mangel Phosphor und Zucker nicht verbinden können, läßt die Energie nach.

Es konnte nachgewiesen werden, daß Kinder mit unzureichender Vitamin-D-Versorgung weniger Blutzucker „verbrennen“ und energieloser sind als andere, bei denen das nicht der Fall ist. Die Phosphor-Zucker-Verbindung in allen Muskeln solch unterversorgter Kinder ist reduziert, und durch den Urin verlieren sie Blutzucker. Das hat nicht nur eine unzureichende Speicherung von Blutzucker als Glykogen zur Folge, sondern gleichzeitig auch eine mangelhafte Absorption für die Energieversorgung.

Adelle Davis stellte dabei zur Diskussion, ob das Verlangen nach Süßigkeiten nicht etwa ein Symptom für Vitamin-D-Mangel sein könnte.

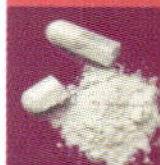

Fehlt dem Körper nämlich Zucker, äußert sich dieser Mangel in Naschsucht.

Es ist auch nicht auszuschließen, daß sich der Vitamin-D-Mangel der Wintermonate mit ihren sonnenarmen Tagen bei manchen Menschen in Energielosigkeit niederschlägt.

Auch zur Gesundererhaltung der Augen ist Vitamin D wichtig. So hatte Vitamin-D-armes Futter bei jungen Hunden Veränderungen der Augen zur Folge, wie sie vergleichsweise auch bei Kindern und Erwachsenen festgestellt wurden – und zwar Kurzsichtigkeit oder Myopie, eine Unfähigkeit des Auges, Lichtstrahlen genügend zu biegen.

Wahrscheinlich nehmen Hunde, Katzen und auch Vögel mit dem Lekken des Fells bzw. dem Putzen der Federn Vitamin D auf. Ratten, die wegen Vitamin-D-Mangel an Rachitis erkrankten, wurden wieder gesund, wenn sie sich in der Sonne das Fell lecken konnten.

Tiere, die Winterschlaf halten, wie z.B. Igel und Siebenschläfer, bleiben putzmunter, wenn sie Vitamin D erhalten. Unter normalen Umständen verringert sich die Vitamin-D-Versorgung dieser Tiere mit der kalten Jahreszeit und ihren kurzen, sonnenarmen Tagen. Dadurch setzen sie weniger Blutzucker um und erstarren. Der Stoffwechsel verlangsamt sich und der Nahrungsverbrauch ist minimal. Aber Igel, die mit Vitamin D versorgt werden, entwickeln zu viel Energie, um überhaupt in Winterschlaf verfallen zu können.

1924 wurde entdeckt, daß der Vitamin-D_2-Gehalt von Milch und Margarine durch ultraviolette Bestrahlung erhöht werden kann: Auch die Behandlung anderer Nahrungsmittel ist auf diese Weise möglich. Vitamin D_2 ist auch unter der Bezeichnung Calciferol – antirachitisches Vitamin – bekannt.

TÄGLICHER BEDARF

In „Richtig essen – leistungsfähig bleiben“ schreibt die Ernährungswissenschaftlerin Adelle Davis: *„Das US National Research Counsil sah sich aus Furcht vor Vergiftungserscheinungen dazu veranlaßt, für alle Altersgruppen pro Person täglich nur 400 internationale Vitamin-D-Einheiten zu empfehlen. Aber Dr. Johnson von der amerikanischen Henry-Ford-Klinik in Detroit weist in einer Studie darauf hin, daß sich mindestens 4.000 Einheiten dieses Vitamins auf Erwachsene besonders günstig auswirken, wenn auch 500 bis 1.000 Einheiten täglich ausreichen dürften.“*

In den Wintermonaten kommen weniger ultraviolette Strahlen auf die Erde, weil die Sonne tiefer steht. Durch Versuchsratten, die einer Rachitis erzeugenden Kost ausgesetzt wurden, konnte bewiesen werden, daß allein fünf Minuten Hochsommersonne genügten, um die Krankheit zu heilen. Im Winter waren dagegen fast drei Stunden notwendig, um die gleiche Wirkung zu erzielen. Einfaches Fensterglas und schwere, dunkle Kleidung sind für ultraviolette Strahlen undurchlässig. Dunkelhäutige Menschen können nicht so viel Vitamin D aufnehmen wie hellhäutige. Auch Sonnenbräune hindert an der Aufnahme von Vitamin D. Kinder von Schwarzen sind wegen ihrer Hautfarbe anfälliger für Rachitis als Kinder mit heller Haut. Wer an einem sonnigen Tag badet oder duscht, bevor er zum Schwimmen geht, wäscht damit die zur Bildung von 7-Dehydrocholesterin notwendigen Fette ab und verhindert, daß sich Vitamin D bilden kann. Auch Duschen nach dem Sonnenbad kann die Haut entfetten, bevor Vitamin D absorbiert werden konnte. Rachitische Kinder sollten vor dem Sonnen nicht gebadet werden, da die Gesundung auf diese Weise verzögert wird. Eine Säuberung mit Öl ist hier vorzuziehen.

QUELLEN

Etwas Vitamin D_3, im allgemeinen einfach als Vitamin D bekannt, ist in der sogenannten Sommerbutter und in Eiern enthalten. Aber die einzig verläßliche Quelle ist Lebertran. In anderen Nahrungsmitteln ist der Gehalt minimal. Vitamin D_3 entsteht dagegen durch die Einwirkung ultravioletter Sonnen- oder Höhensonnenstrahlen auf die menschliche Haut, das Haar oder das Fell der Tiere und das Gefieder der Vögel. Unter dem Einfluß dieser Strahlen sondern die Talgdrüsen das wachsähnliche Provitamin 7-Dehydrocholesterin ab, das sich vermutlich in Vitamin D umwandelt und dann von der Haut und schließlich vom Blut absorbiert wird.

Vitamin E

Vitamin E wurde schon 1922 entdeckt, aber seine wahre Bedeutung stellte sich erst in den letzten Jahren heraus. Chemisch gehört es in die Gruppe der Tokopherole. Vitamin E ist gleichzusetzen mit dem sogenannten Alphatokopherol, das die biologisch aktiven Bereiche beeinflußt. Da es der Lipidperoxidation entgegenwirkt, zählt man es zu den Antioxidantien.

1938 wurde Vitamin E erfolgreich gegen Muskelschwund bei Kindern eingesetzt, und seit 1947 greift man auf seine heilende Wirkung bei der Behandlung von Herz- und Gefäßkrankheiten zurück.

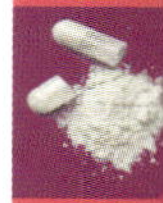

Weitere Erkenntnisse über Vitamin E brachte der Leistungssport, und seit neuestem weist der NASA-Wissenschaftler Dr. Jaime Miguel die Möglichkeit hin, daß Vitamin E lebensverlängernd wirken könnte. Denn Vitamin E hemmt die Anhäufung der für die Zellen tödlichen Stoffe, die sich in denjenigen mit fehlerhafter Erbsubstanz bilden. Das Leben von Fruchtfliegen zu verlängern, ist ihm in Experimenten bereits gelungen.

Mangelerscheinungen und Heilerfolge

Vitamin E stärkt das Herz, erhöht die Lebensdauer der roten Blutkörperchen und beeinflußt den Stoffwechsel positiv. Es senkt den Gesamtfettgehalt des Blutes und verhütet damit Arterienverkalkung. Es wirkt gefäßerweiternd und führt damit zu besserer Durchblutung.

Eine hohe Gabe von Vitamin E stimuliert die Hirnanhangdrüse. Durch die erhöhte Hormonproduktion läßt sich ein gestörter Hormonhaushalt wieder regulieren. Weiterhin fördert es allgemein die Durchblutung, senkt den Sauerstoffbedarf des Muskelgewebes, weshalb es Schmerzen und Atemnot lindert, und wirkt zudem als Antithrombin.

Ein Mangel an Vitamin E kann schwerwiegende Störungen verursachen. Bei Tierversuchen wurden die Folgen einer Unterversorgung untersucht und eine Reihe von Symptomen festgestellt (Bindegewebs- und Leberschäden, Totgeburten, Unfruchtbarkeit, Muskelschwund, Lähmungen, Krämpfe und Herzmuskelschwäche). Einerseits wird Vitamin E vom menschlichen Organismus benötigt wie kein anderes Vitamin, andererseits aber nimmt die Menge dieses Vitamins, die wir über unsere Nahrung aufnehmen, mehr und mehr ab. Dies ist die Kehrseite der industriellen Verarbeitung der Lebensmittel. Die für den menschlichen Genuß bestimmten Pflanzenöle werden gehärtet, wobei der größte Teil ihres Gehalts an Vitamin E verloren geht, und in anderen natürlichen Vitamin-E-Quellen kommt es praktisch überhaupt nicht mehr vor (Obst, Butter, Sahne, Hefe, Schweineschmalz, poliertem Reis, verfeinertem Mais- und Weizenmehl).

Quellen

Am meisten Vitamin E ist in Weizenkeimen enthalten. Aber es kommt auch in anderen Getreidekeimen sowie Pflanzenölen vor. Grüner Salat, Tomaten, Möhren, Eigelb, Fischrogen und Nüsse sind nicht ganz so gute Quellen. Vitamin E ist fettlöslich und wird durch Kochen nicht zerstört.

Die wirklich ergiebigen E-Lieferanten sind dagegen weniger gebräuchliche Nahrungsmittel, wie z.B. Weizenkeime, frisch gemahlenes Vollkornmehl, unbearbeitete Feldfrüchte sowie Getreide- und Pflanzenöle.

TÄGLICHER BEDARF

Wissenschaftliche Studien haben zur Erkenntnis geführt, daß der tägliche Mindestbedarf an Vitamin E bei 30 mg liegt. Weniger führt zu Hämolyse, also Austritt von Hämoglobin, dem Farbstoff der roten Blutkörperchen, und deren Auflösung. Vitamin E ist absolut ungiftig und kann im Organismus gespeichert werden. Auf dem Vitamin-E-Weltkongreß 1949 wurde festgestellt, daß der Bedarf an Vitamin E bei Frauen im Klimakterium auf das Zehnfache ansteigt; ältere Menschen brauchen wahrscheinlich das Fünfzigfache der im allgemeinen unzureichenden täglichen Dosis von etwa 10 mg.

Coenzym Q_{10} (Ubichinon)

Coenzym Q_{10} – ein weltweit eingeführtes Nahrungsergänzungsmittel – hat auf zellulärem Niveau mehrfache vitale Bedeutung: Als Coenzym der Atmungskette ist es beteiligt an der Energiegewinnung der Zellen; es reguliert darüber hinaus die Funktion von Ionenkanälen durch Beeinflussung der Membranfluidität und somit indirekt die Zellkommunikation, und es ist ferner wesentliches lipidlösliches Antioxidans des Körpers. Ein ausreichend hoher Blut- und Gewebsspiegel ist stets notwendig. Der Körper bildet diesen lebensnotwendigen Stoff selbst. Bei körperlichem und psychischem Streß sowie durch Umweltgifte, Strahlung und Krankheiten wird Q_{10} allerdings im erhöhten Maße verbraucht, ohne daß der Körper mit der Neusynthese von Q_{10} adäquat reagiert. Auch eine exogene Zufuhr von Q_{10} hat keinen Einfluß auf die körpereigene Biosynthese.

Mehrere internationale Studien zeigen klar, daß bei verschiedenen Formen von Herzerkrankungen durch eine zusätzliche Verabreichung von Q_{10} zur konventionellen medikamentösen Behandlung signifikant verbesserte klinische Ergebnisse erzielt werden können.

Coenzym Q_{10} ist Bestandteil der Atmungskette und damit ein Teil des Systems zur Energiegewinnung im Körper. Die bei Säugern am häufigsten vorkommende und für den Menschen bedeutsame Form ist Coenzym Q_{10}, ein Chinonderivat mit zehn Isopreneinheiten als Seitenkette.

- Q_{10} vermag bereits im Blut Radikale abzufangen, bevor diese Gefäße schädigen.
- Q_{10} vermag innerhalb von Zellen Membranen Schutz zu verleihen.
- Q_{10} ist Membran-ständig in den Mitochondrien, im Golgi-Apparat und in den Plasma-Membranen und schützt diese Membranen vor Angriffen.

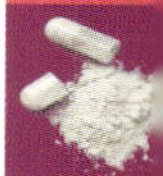

- Q_{10} vermag in Form von Hydrochinon auch Peroxide zu reduzieren, die Vorstufen gefährlicher Radikale sind.
- Q_{10} übernimmt von Vitamin E eingefangene Radikale und macht sie unschädlich. Dabei wird Vitamin E regeneriert, Q_{10} dagegen verbraucht.

Vitamin F

Fett wird nicht nur für eine ausreichende Galleproduktion gebraucht, sondern auch für das fettspaltende Enzym Lipase. Sobald Fett in den Darm gelangt, entleert sich die Gallenblase über einen Gallengang in den Darm. Bei Fettmangel bildet sich zu wenig Galle, und die unzureichende Entleerung der Gallenblase kann zu Gallensteinen führen. Zudem können die fettlöslichen Vitamine A, D, E, F und K ohne Fett und Galle vom Körper nicht aufgenommen werden und gehen ihm verloren. Fett ist für die Gesundheit unbedingt notwendig, und aus verschiedenen Gründen sind kleine Fettreserven erforderlich. So schützt z.B. Fett unter der Haut Nerven und Muskeln, außerdem hält es in kalter Witterung die Wärme. Die Nieren werden durch Fettgewebe gehalten, und im Krankheitsfall sind Fettreserven eine nützliche Energiequelle. Nur *überflüssiges* Fett kann problematisch werden. Wenn es um das Fettessen geht, ist nur wichtig, *welches* Fett gegessen wird.

Als 1929 Ratten in Laborversuchen bestimmte Fettsäuren entzogen wurden, traten Fettmangelerkrankungen auf. Auf diese Weise stießen Wissenschaftler auf die wichtigsten Fettsäuren, die manchmal auch Vitamin F genannt werden. Bei den Vesuchstieren äußerte sich die künstlich erzeugte Krankheit zuerst durch stockende Gewichtszunahme. Dann trocknete die Haut aus, und Schorf breitete sich von den Pfoten an aufwärts über den ganzen Körper aus. Vergleichbar mit aufgesprungenen Händen verstärkte sich die Schorfbildung noch bei kalter Witterung. Zudem bekamen die Ratten Nierensteine und litten unter Fortpflanzungsschwierigkeiten. Aus Untersuchungen ergab sich ein Zusammenhang zwischen dem Mangel an ungesättigten Fettsäuren und den B-Komplex-Vitaminen Pyridoxin und Pantothensäure.

Mangelerscheinungen und Heilerfolge

Eine ganze Reihe von Störungen scheint mit dem Fehlen dieser ungesättigten Fettsäuren in engem Zusammenhang zu stehen, z.B. Milchschorf, Ekzeme, Schuppen, Geschwüre, Akne, Krampfadergeschwüre, Neigung zu

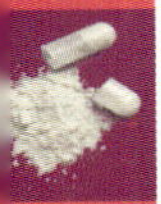

Durchfall und Untergewicht. Die amerikanische Lee Foundation für Ernährungsforschung stellte fest, daß bei Mangel an ungesättigten Fettsäuren Erkältungskrankheiten häufiger sind und länger andauern. Auch trockene Haut, sprödes Haar, brüchige Fingernägel und Nierenerkrankungen sprechen dafür.

Es wurde außerdem festgestellt, daß diese Fettsäuren im Körper mit Vitamin D zusammenwirken, um dem Gewebe die Aufnahme von Kalzium zu ermöglichen, die Assimilation von Phosphor zu unterstützen und der Haut Nahrung zuzuführen. Diese Fettsäuren scheinen zur normalen Funktion der Nebenniere, zum Fortpflanzungsprozeß und der Schilddrüse Beziehung zu haben. Ungesättigte Fettsäuren haben auch die Aufgabe, den Cholesterinspiegel im Blut zu senken. Cholesterin stammt aus tierischen Fetten. Im Übermaß vorhanden, lagert es sich bekanntlich an den inneren Blutgefäßwänden ab und führt so zu Gefäßverengungen.

Mit der Zeit setzen sich daran Minerale aus dem Blut fest, die Gefäße verhärten sich langsam und werden unelastisch. Und damit sind die Voraussetzungen für Arterienverkalkung und hohen Blutdruck geschaffen.

Ungesättigte Fettsäuren enthalten eine Substanz, die Lezithin genannt wird (griechisch Lekithos = Eigelb). Lezithin kommt in allen tierischen Zellen vor, besonders in Herz, Niere, Leber, Hirn und Samen; außerdem in Eidotter, Fischrogen und Hülsenfrüchten. Es scheint homogenisierend zu wirken, da es in der Lage ist, Fette und Cholesterin in kleine Tröpfchen abzubauen. Das bedeutet: Lezithin emulgiert – also vermilcht – Cholesterin und verhindert so Ablagerungen an den Blutgefäßwänden sowie die Bildung von Blutgerinnseln.

Lezithin ist eine reiche Quelle für die zwei B-Komplex-Vitamine Cholin und Inositol und trägt auch zur Gesunderhaltung von Haut und Nägeln bei. Zudem unterstützt es die Bildung der Myelin-Fetthülle um die Nerven, wodurch diese gleichzeitig isoliert und ernährt werden. Daher wird Lezithin auch bei der Behandlung von nervösen Störungen, Erschöpfungszuständen und Konzentrationsschwäche mit angewendet. Außerdem ist es zur Gesunderhaltung der Darmflora und einer normalen Verdauung förderlich, da es vor Durchfall und ähnlichem schützt.

Leider ist in der modernen Ernährung ein starker Lezithinmangel festzustellen. Dies hat seine Ursachen weitgehend darin, daß ungesättigte Fettsäuren nicht mit der normalen Nahrung aufgenommen werden können, weil Nahrungsmittel heute meistens prozessiert, also „veredelt“ sind. Viele Pflanzenfette werden hydriert, d.h., sie machen einen Erhärtungsprozeß durch, um ölige Substanzen in schnittfeste Fette umzuwandeln. Dadurch wird zwar die Handhabung, Verpackung und der Verkauf erleichtert, aber gleichzeitig werden auch die essentiellen Fettsäuren zerstört. Diesem Erhärtungsprozeß werden pflanzliches Backfett, veredelte Käsesorten, einige Erdnußbutterprodukte, Speisefette und Margarine unterzogen.

Der Körper kann zwar Zucker in Fett umwandeln, ist aber nicht in der Lage, ungesättigte Fettsäuren – und damit auch Lezithin – zu produzieren. Er muß sie daher der Nahrung entziehen. Die Fettsäuren enthalten sozusagen chemische „Haken", in die sich andere Substanzen einhängen können.

QUELLEN

Die drei ungesättigten Fettsäuren sind unter der Bezeichnung Linolsäure, Linolensäure und Arachidoninsäure geläufig. Sobald sie der Luft ausgesetzt sind, werden sie schnell ranzig. Sie kommen hauptsächlich in Getreide und Gemüse, Fetten und Ölen vor: besonders in Weizenkeimöl, Roggen- und Maiskeimöl, Sonnenblumenkern- und Sojabohnenöl, Erdnuß-, Leinsamen- und Olivenöl. In tierischen Fetten wie Butter, Rinder- und Hammeltalg, Schweineschmalz, Fischtran oder Milch sind sie dagegen nur spärlich vertreten. Zweifellos spielen ungesättigte Fettsäuren für den allgemeinen Gesundheitszustand eine wesentliche Rolle, denn der Körper geht sehr haushälterisch mit ihnen um.

TÄGLICHER BEDARF

Nach ärztlicher Konsultation.

Omega-3-Fettsäuren

Bei einigen Bevölkerungsgruppen, deren Ernährungsgewohnheiten sich deutlich von den unsrigen unterscheiden, treten kardiovaskuläre Erkrankungen viel seltener auf als bei uns. Die Grönlandeskimos sind hierfür ein gut untersuchtes Beispiel. In Langzeituntersuchungen von Bang und Dyerberg von 1970 bis 1978 wurden Untersuchungen bezüglich der geringen Häufigkeit von coronarer Herzkrankheit bei dieser Bevölkerungsgruppe durchgeführt.

Wenn sich also Sauerstoff einhakt, werden die Fettsäuren ranzig. Sobald sich Wasserstoff einhängt, erhärten die ungesättigten Fettsäuren und verlieren ihren Lezithingehalt. Zweck dieser „Haken" ist, essentiellen Fettsäuren die Verbindung mit anderen Nährstoffen zu ermöglichen – und daher werden sie „ungesättigt" genannt.

Eskimos leben hauptsächlich vom Fischfang, wobei fett- und cholesterinreiche Fischarten einen wichtigen Platz auf der Speisekarte einnehmen. Diese Ernährungsweise sollte deutlich zu einem verstärktem Auftreten von Arteriosklerose führen. Tatsächlich fand man jedoch bei den Eskimos deutlich geringere Cholesterin- und Triglyceridkonzentrationen im Blutplasma als bei Vergleichspersonen. Die verringerten Cholesterin- und Triglyceridspiegel wurden von niedrigeren LDL und VLDL-Werten begleitet. Diese Lipoproteinfraktion (LDL, VLDL) wird für erhöhtes Arteriosklerosenrisiko verantwortlich gemacht. HDL (High density lipoprotein) übt dagegen eine günstige Wirkung aus, da es für den Rücktransport des Cholesterins von den Gefäßen zur Leber verantwortlich ist.

In der Laienpresse wird die Lipoproteinfraktion (LDL und VDL) oft als „böses", „schädliches" Cholesterin bezeichnet. Das HDL-Lipoprotein wird dagegen als „gutes" Cholesterin bezeichnet. Wie kommen nun die Eskimos zu diesen niedrigen Cholesterin-und Triglyceridkonzentrationen im Blutplasma?

Dies ist auf die Gruppe hoch ungesättigter Fettsäuren, genannt Omega-3-Fettsäuren, zurückzuführen. Diese Verbindungen bewirken eine Verringerung des Arteriosklerose- und Herzinfarktrisikos. Die Omega-3-Fettsäuren treten in großen Mengen im Fischöl auf. Besonders hoch ist ihr Gehalt in Kaltwasser-Meeresfischen.

Die Einnahme von Omega-3-Fettsäurenkonzentrationen aus Fischölen bewirkt eine Senkung des Triglyceridspiegels und der VLDL- und LDL-Cholesterinwerte.

Da der menschliche Organismus diese gesundheitsfördernden Fettsäuren nicht selbst bilden kann, sollten sie dem Körper regelmäßig zugeführt werden. Da dies in unseren Breiten durch den Genuß von Fisch (ein täglicher Verzehr von mindestens 30 g) nur schwer möglich ist, bietet sich die Nahrungsergänzung mit Lachsölkapseln an. Entscheidend für die Qualität von Fischölkapseln ist der festgestellte Gehalt an Omega-3-Fettsäuren. Das Preisgefüge für Fischölkapseln ist deshalb am Markt stark unterschiedlich.

Wie werden die Omega-3-Fettsäuren gewonnen?

Die winzige Grünalge Chlorella produziert dies Fettsäuren. Kleinere Fische ernähren sich von dieser Alge. Sie reichern die Omega-3-Fettsäuren an. Das Fischöl fällt gewöhnlich als Nebenprodukt der Fischmehlherstellung an. Das gewonnene Fischöl enthält die wichtigen Omega-3-Fettsäuren. Durch Aufkonzentrierung wird der Omega-3-Fettsäuregehalt noch erhöht. Unerwünschte Begleitstoffe des Fischöls können durch Wasserdampfdesodorierung entfernt werden.

Vitamin K

1931 wurde in Ernährungsexperimenten beobachtet, daß Hühner aufgrund fettloser Fütterung an Blutungen erkrankten. Sobald sie jedoch Fischmehl erhielten, verschwanden diese Symptome wieder. Allerdings stellte sich gleichzeitig heraus, daß Fischmehl, dem der Fettgehalt entzogen war, auch keine Heilwirkungen mehr hatte.

Schon früher war der Verdacht aufgetaucht, daß der Mangel an einem bestimmten Vitamin zu Blutungen führen kann. 1934 festigte sich dann in dem dänischen Forscher Darn der Schluß, daß die Ursache für Blutungen auf das Fehlen eines fettlöslichen Vitamins zurückzuführen sein muß. Er nannte es Vitamin K in Ableitung von Koagulation – Gerinnung. Nach vielen vergeblichen Anstrengungen gelang es Darn gemeinsam mit anderen Forschern 1939 endlich, dieses Vitamin als gelbes Öl zu isolieren und in zwei Formen zu identifizieren: K_1 und K_2.

Mangelerscheinungen und Heilerfolge

Ohne Vitamin K kann das Blut nicht gerinnen, Blutungen kommen weder bei normalen Menschen noch bei sogenannten Blutern zum Stillstand.

Es wird vermutet, daß Vitamin K als einzige Funktion die eines Coenzyms in der Leber ausübt und dazu beiträgt, ein wasserlösliches Protein im Blutplasma zu bilden – Prothrombin. Die Gerinnung des Blutes ist das Ergebnis einer Reihe höchst komplizierter Reaktionen, in die Prothrombin, Thromboplastin, Kalzium, Thrombin, Fibrinogen und Fibrin verwickelt sind. Der eigentliche Blutgerinnungsprozeß wird durch ein fibröses (fasriges) Protein mit Namen Fibrin bewirkt, das nicht im Blut vorkommt, sondern in nichtaktiver Form als Fibrinogen existiert.

Das im Blut vorhandene Prothrombin wird bei einer blutenden Wunde in das Enzym Thrombin umgewandelt. In Verbindung mit Kalzium und Blutplättchen wandelt Thrombin das nichtaktive Protein Fibrinogen in Fibrin um. Die in den Blutgerinnseln enthaltenen Blutkörperchen verfangen sich in den vernetzten Fibrinfasern, bis die Wunde schließlich geschlossen und weiterer Blutverlust unterbunden ist.

Das Gerinnungsenzym Prothrombin wird vor seiner Umwandlung in Thrombin in der Leber gebildet. Schwerwiegende Leberleiden – oder Verletzungen – können daher die Blutgerinnung gefährden. Neugeborenen muß in den ersten Lebenstagen Vitamin K zugeführt werden. Denn nach der Geburt fällt der Prothrombinspiegel ab und normalisiert sich erst Anfang der zweiten Lebenswoche wieder, wenn die Bakterientätigkeit einsetzt. Aus Vitamin-K-Mangel kann es daher bei Neugeborenen durch zufällige kleine Verletzungen zu schlecht stillbaren Blutungen kommen. Gehirnblutungen können zu spastischen Lähmungen führen, die – mit unkontrollierten Bewegungsabläufen verbunden – solche Kinder ein ganzes Leben lang behindern.

Heute erhalten daher die Mütter in den meisten Kliniken kurz vor der Geburt Vitamin K, das vom Kreislauf der Mutter in den des Kindes übergeht.

Aus Tierexperimenten konnte entnommen werden, daß sich mit ansteigenden Temperaturen auch der Bedarf an Vitamin K erhöht. Vitamin-K-Mangel kann durch Einnahme von Sulfonamiden, salizyl- und eisenhaltigen Präparaten und Aspirin hervorgerufen werden. Vor einer Leberoperation erhalten die Patienten Vitamin K gewöhnlich routinemäßig.

Mangelnder Gallenfluß, Störungen der Bauchspeicheldrüse, schwerer oder chronischer Durchfall, Darmgeschwüre oder Verstopfung können durch unzureichende Absorbierung von Vitamin K hervorgerufen werden.

Verstopfen Gallensteine den Gallengang, wird der Gallenfluß aufgehalten. Manchmal ist auch der Gallengang selbst infiziert, schwillt an und schließt sich. Ohne Galle kann natürlich Vitamin K vom Darm nicht absorbiert werden. Das hat Prothrombinmangel zur Folge und kann die Gerinnungsfähigkeit des Blutes beeinträchtigen. Da synthetisches Vitamin K wasserlöslich ist, sind zur Absorption keine Gallensalze erforderlich.

Vitamin K ist hitze- und luftbeständig. Daher ist Blattgemüse sowohl im Rohzustand als auch gekocht eine Vitamin-K-Quelle.

Quellen

Grünpflanzen, Luzerne und Spinat sind vorzügliche Vitamin-K-Lieferanten. Aber auch Blumenkohl, Möhrenkraut, Kohl, Grünkohl, Sojabohnen, Seetang und Tannennadeln sind recht ausgiebige Quellen. Feldfrüchte, Tomaten, Honig, Orangenschalen und Kleie enthalten dagegen nur wenig Vitamin K. Ganz allgemein gesprochen, kommt es vorwiegend im Pflanzengrün vor.

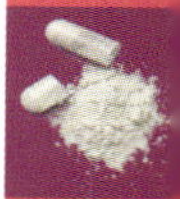

In Eidotter findet sich zwar auch etwas, aber im großen und ganzen sind tierische Quellen genauso unergiebig wie die Vitamin-K-ärmsten pflanzlichen, z.B. Kartoffeln, Zitronensaft, viele Obstsorten, aber auch Lebertran.

TÄGLICHER BEDARF

Die Höhe des menschlichen Bedarfs an Vitamin K ist bisher noch nicht bekannt, wenn auch über Vitamin-K-Mangel in der Ernährung berichtet wurde. Im Dickdarm wird eine geringe Menge dieses Vitamins durch Bakterien produziert. Aber das genügt nicht und muß daher durch zusätzliche, bestimmte Nährstoffe ausgeglichen werden. So wird Vitamin K von Darmbakterien durch Nutzung ungesättigter Fettsäuren synthetisiert.

Magnesium

Magnesium, ein Mineralstoff, spielt bei vielen Stoffwechsel- und enzymatischen Prozessen im Organismus eine wichtige Rolle und muß daher mit der täglichen Nahrungsaufnahme in ausreichender Menge aufgenommen werden.

Magnesium ist an vielen Stoffwechselprozessen beteiligt. Etwa 300 Enzyme wären ohne Magnesium wirkungslos – und unser Körper funktionsunfähig. Er könnte dann beispielsweise keinen Traubenzucker abbauen, weder Eiweiß noch Kohlenhydrate umsetzen und keine Nervenreize übertragen. Magnesium verbessert die Leistung des Herzmuskels, erweitert die Herzkranzgefäße und beeinflußt die Gerinnungsfähigkeit des Blutes günstig. Indem es das Kalzium verdrängt, senkt Magnesium die Blutplättchen (Thrombozyten) und verringert so die Gefahr einer Verklebung dieser Blutzellen. Euphorisch wurde Magnesium als Schutzfaktor gegen Gefäßverschlüsse (Thrombosen) bezeichnet. Es ist möglich, durch Magnesiumgaben das Thromboserisiko nach Operationen zu verringern. Da Magnesium blutgerinnungs-hemmend und blutfettsenkend wirkt, spielt es eine Rolle bei der Herzinfarktvorbeugung.

Ferner hemmt Magnesium als Gegenspieler des Kalziums alle Erregungsvorgänge (der Mineralstoff wird als natürlicher Kalzium-Antagonist angesehen). Durch Dämpfung der Nerven- und Muskelerregbarkeit ist Magnesium bei Migräne, krampfartigen Kopfschmerzen, Gefäßkrämpfen und Krämpfen innerer Organe therapeutisch wirksam. Wegen seiner die Erregung senkenden Wirkung wird es auch als „Anti-Streß-Mineral“ bezeichnet.

Es gibt viele Gründe für eine Unterversorgung mit Magnesium:

- Kochen und Wässern der Nahrungsmittel.
- Vermehrte Aufnahme von magnesiumarmen Nahrungsmitteln wie Weißmehlprodukte, Süßspeisen und anderen industriell bearbeiteten Nahrungsmittel.
- Fettreiche Ernährung führt zu einer Hemmung der Magnesiumresorption.
- Eiweißreiche Ernährung (z.B. bei eiweißreichen Diäten zur Gewichtsreduktion) bedingt einen erhöhten Bedarf an Magnesium.
- Kalziumreiche Kost: Bei einem erhöhten Kalzium-Magnesium-Verhältnis (also viel Kalzium, wenig Magnesium in der Nahrung) kommt es zu einer verminderten Magnesiumresorption und zu einer erhöhten Magnesiumausscheidung über den Darmtrakt.

Magnesium in Nahrungsmitteln

Magnesium, der zentrale Baustein des Chlorophylls (Blattgrün), findet sich in allen grünen Pflanzen. Beachtliche Mengen enthalten Getreide- und Gemüsesorten, Nüsse, Sojabohnen, Kakao, Milch- und Vollkornprodukte. Die höchsten Gehalte wurden im Kakaopulver, Amaranth (eine südamerikanische Getreideart), in Kürbiskernen, Sonnenblumenkernen und Sesamsamen, in der Weizenkleie, in Leinsamen und in Weizenkeimen ermittelt. Von den Brotsorten führt das Steinmetzbrot die Hitliste an. Unter den Nüssen ist die Cashewnuß am gehaltvollsten (270 mg/100 g). Allein 100 g davon würden den Tagesbedarf an Magnesium zu zwei Drittel decken, allerdings ist der Kaloriengehalt relativ hoch. 100 g Cashewnüsse liefern 600 Kilokalorien, das sind 2.520 Kilojoule.

Ein Mangel macht sich in muskulären Verkrampfungen („Ameisenlaufen", „Kribbeln", Taubheit, Wadenkrämpfe, Nackenkrämpfe, Verspannungen, Hinterkopfschmerzen), Eingeweidekrämpfen, nervlichen Krampfformen und Herz- und Blutgefäß-Verkrampfungen (Herzenge, Herzschmerzen, Herzjagen, Herzdruck, Rhythmusstörungen) bemerkbar. Weitere Mangelerscheinungen sind Taubheitsgefühle in den Händen und im Gesicht, Kau- und Schluckkrämpfe und Schnauzkrämpfe (in den Lippen).

Empfehlung

- Nahrungsmittel schonend zubereiten: Längeres Wässern vermeiden, wenig Wasser zum Kochen verwenden (Dampfkochtopf), Kochwasser eventuell für Suppen verwenden.
- Fertige Gerichte mit Bierhefeflocken oder Weizenkeimen bestreuen.

- Vollwertkost oder vegetarische Ernährung bevorzugen. Die Nahrungsmittel dieser Kostformen weisen reichlich Magnesium auf.
- Hohen Fett- und Eiweißkonsum einschränken.
- Ausreichend Vitamine, Mineralstoffe und Spurenelemente zuführen.
- Tägliche Alkoholmenge reduzieren.
- Extreme Schlankheitskuren vermeiden.
- Keine stark wirkenden Abführmittel einnehmen.
- Krankmachenden Streß, insbesondere Lärmstreß, vermeiden.
- Krankheiten wie Azidose („Übersäuerung"), Nierenerkrankungen, Magen- und Darmerkrankungen ausheilen.
- Magnesiumreiche Mineralwasser trinken; nach Rücksprache mit dem Arzt eventuell zusätzlich Mineralstoffe einnehmen.

Magnesium stärkt das Herz. Es hat einen positiven Einfluß auf den erhöhten Cholesterin-Spiegel und schützt dadurch gegen vorzeitige Verkalkung.

WICHTIGER HINWEIS

Magnesium schützt das Herz vor übermäßiger Streßbelastung.

Oligomere Procyanidine (OPC)

OPC ist ein natürlicher Pflanzenstoff, der in vielen verschiedenen Früchten, in Baumrinden, Schalen und Kernen vorkommt, zum Beispiel in den Kernen von Weintrauben. Oligomere Procyanidine sind stabile Verbindungen von zwei, drei, vier, selten fünf Flavan-3-ol-Molekülen, eben: oligomere (gr.: oligo = einige) Procyanidine: OPC6. Ein einzelnes Flavan-3-ol-Molekül heißt „Monomer". Sind zwei dieser Moleküle miteinander verbunden, bilden sie ein „Dimer", und drei Flavan-3-ol-Moleküle sind ein „Trimer".

Monomere allein sind biologisch nicht wirksam, allerdings werden sie es, wenn sie sich zu Dimeren und Trimeren, d.h. Oligomeren verbinden. Das Wort „Procyanidin" bezieht sich darauf, daß OPC zwar farblos ist, sich aber unter bestimmten Bedingungen rot oder blau färben kann. Masquelier gab dieser Stoffgruppe einen eigenen Namen: „Pycnogenole".

OPC wird zu der großen Gruppe der Pflanzenstoffe gezählt, die als Polyphenole bekannt sind. Hinter diesem Begriff verbergen sich viele verschiedene Substanzgruppen, unter anderem Flavonoide und Flavanole, was zu beträchtlicher begrifflicher Verwirrung geführt hat. OPC wurde nämlich immer wieder fälschlicherweise als ein Flavonoid beziehungsweise Bioflavonoid bezeichnet. Es ist jedoch ein Flavanol.

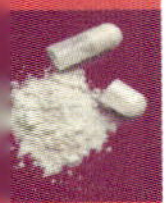

Unser Körper stellt OPC nicht selbst her, ebensowenig wie Vitamin C. Er ist also auf die regelmäßige Zufuhr von beidem angewiesen. Es stellt sich aber die Frage, warum man OPC nicht einfach mit der normalen Nahrung zu sich nehmen kann, wo es doch in so vielen Pflanzen vorkommt. Die einfache Antwort lautet: Es ist zwar überall in der Natur verbreitet, verteilt sich aber vor allem auf Rinden, Schalen, Häute und hölzerne Teile, die wir im allgemeinen erst entfernen, bevor wir eine Frucht essen. Somit weisen auch Menschen, die sich bewußt ernähren, einen Mangel an OPC auf. Die zusätzliche Einnahme von OPC als Ergänzung zu unserer normalen Nahrung ist also sinnvoll.

- OPC ist ein mächtiges Antioxidans, das die gefürchteten Freien Radikale wirkungsvoll bekämpft und somit einen Schutzfaktor gegen Zellschädigungen darstellt. Tatsächlich kann man es als das mächtigste Antioxidans ansehen. Seine antioxidative Wirkung ist 18- bis 20mal so stark wie die von Vitamin C und 40- bis 50mal so stark wie die von Vitamin E.
- OPC reguliert den Cholesterinspiegel im Blut.
- OPC stärkt die Blutgefäße und verhindert so Herz- und Kreislauferkrankungen. Da es sich – im Gegensatz zu Vitamin C – an Protein, besonders an Kollagen und Elastin, bindet, kann es bereits innerhalb von 24 Stunden die Widerstandsfähigkeit der Blut- und Lymphgefäße verdoppeln.
- OPC verbessert die Blutzirkulation im ganzen Körper und wirkt sich positiv auf die Sehkraft, das Bindegewebe, Gelenke, Schleimhäute usw. aus.
- Unter dem Einfluß von OPC kann man Streß leichter ertragen.
- Das Gedächtnis wird gestärkt.
- Alterungsprozesse werden verlangsamt: Falten bilden sich nicht so schnell, da die Haut und darunterliegende Gewebe länger straff und elastisch bleiben.
- OPC beugt Karies vor.
- Arthritische Entzündungen sowie Sportverletzungen heilen schneller, wenn man OPC einnimmt.
- OPC beugt allergischen Reaktionen vor.

(Aus „Gesund länger leben durch OPC“ von Anne Simons und Alexander Rucker – Maya Media)

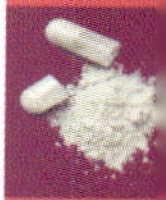

Vitamin P

Eiweiß ist der Stoff, aus dem die Menschen „geschaffen“ sind. Das Grundgerüst jeder Körperzelle besteht aus Eiweiß, ebenso wie alle Muskeln und Organe, die Haut, Knorpel und Sehnen, Blutkörperchen, zahlreiche Hormone und Enzyme. Die Bausteine des Körpereiweißes sind die Arminosäuren, 25 davon sind der Wissenschaft bekannt. Acht davon müssen mit der Nahrung aufgenommen werden, die anderen kann der Stoffwechsel mit Hilfe von Enzymen und anderen Vitalstoffen (Vitamine, Mineralstoffe und Spurenelemente) selber herstellen.

Peptide sind kleine Wunderwerkzeuge unserer Körperzellen. Sie steuern den Stoffwechsel, unterstützen das Immunsystem, bauen Enzyme und andere Eiweißkörper auf und haben noch viele weitere lebenswichtige Funktionen. Besonders hoch ist der Anteil an biologisch wirksamen Peptiden in der Jugend. Im Laufe des Alterungsprozesses kommt es zu einem Rückgang und irgendwann zu einem Mangel an Peptiden – Aminosäuren.

Zum Beispiel dem Taurin, einer wichtigen und bekannten Aminosäure sowie den weiteren Aminosäuren Lysin, Cystin und Arginin, aus denen der Körper körpereigenes Eiweiß aufbauen kann. 1926 entdeckte ein Forscherteam, daß eine aus Paprikaschoten und Zitronensaft gewonnene Substanz Kapillarblutungen weitaus besser vorbeugt als Vitamin C.

Diese Substanz wurde damals „Zitrin“ getauft. Nach und nach wurde eine ganze Anzahl weiterer sogenannter Bioflavone entdeckt, darunter „Hesperidin“ und „Rutin“ mit der größten biologischen Wirkung.

Rutin wird vor allem aus Buchweizen und Eukalyptus gewonnen. Ähnlich wie die B-Vitamine sollte auch Vitamin P als Komplex betrachtet werden.

Mangelerscheinungen und Heilerfolge

Es ist wissenschaftlich anerkannt, daß Vitamin P ein essentieller Ernährungsfaktor ist und die Widerstandsfähigkeit der Kapillaren erhöht. Vitamin C allein ist dazu nicht in der Lage. Vitamin P wurde mit einigem Erfolg in der Behandlung von Krankheiten angewandt, bei denen die Kapillaren geschwächt waren, z.B. in Fällen von rheumatischem Fieber, Zucker, Blutfleckenkrankheiten, Allergien, bakteriellen Infektionen und Vergiftungen durch Medikamente.

Nach den Wissenschaftlern Bicknell und Prescott soll Vitamin P auch bei Rheumatismus, rheumatischer Arthritis, grünem Star und Netzhautblutungen angesprochen haben. Eine Bestätigung dafür erschien in „Modern Nutrition in Health and Disease“ (Moderne Ernährung in Gesundheit und Krankheit), einer amerikanischen Fachzeitschrift.

Bioflavone und Vitamin C sprachen auch bei den herkömmlichen Erkältungskrankheiten erfolgreich an. Einer Gruppe von Lernschwestern an der University School for Medicine in Creighton, USA, wurden Tabletten einer Kombination der Vitamine C und P verabreicht, und diese mit einer anderen Gruppe verglichen, die keine Vitamine erhalten hatte.

Die behandelten Schwestern bekamen 55 Prozent weniger Erkältungskrankheiten, und diese hielten auch nur halb so lange an wie die der unbehandelten Gruppe.

Inzwischen gibt es Vitamin-P-Konzentrate, die um das Vielfache stärker sind als das in natürlichen Quellen enthaltene Vitamin P.

Quellen

Die reichsten Vitamin-P-Lieferanten sind vor allem Zitronen und Orangen. Hier ist es aber weniger das Fruchtfleisch, sondern vielmehr das ungenießbare Futter und die Schalen, die dieses Vitamin enthalten. Auch Hagebutten, schwarze Johannisbeeren, Trauben und – wie bereits erwähnt – Buchweizen sind Vitamin-P-Träger. Die Bezeichnung Vitamin P wurde von Paprika und Permeabilität (Durchlässigkeit) abgeleitet, da es einen besonderen Einfluß auf die Durchlässigkeit von Blutgefäßen ausübt.

Vitamin P wird durch Kochen ausgelaugt und mit dem Kochwasser in den Abfluß gegossen. Wenn eine Scheibe Zitrone in einem Erfrischungsgetränk ziehen kann, wird der Schale Vitamin P entzogen und dem Körper mit dem Getränk zugeführt.

Täglicher Bedarf

Es ist bisher noch nicht bekannt, wieviel Vitamin P der Mensch überhaupt braucht. Wahrscheinlich liegt der tägliche Bedarf aber bei 50 bis 100 mg.

Durch Versuche hat sich gezeigt, daß Vitamin P die biologische Wirkung von Vitamin C erhöht, da es dieses Vitamin stabilisiert und vor dem zerstörerischen Einfluß von Sauerstoff schützt.

Außerdem stellte sich heraus, daß der Zustand schwacher Kapillaren bei Meerschweinchen mit künstlich erzeugtem Skorbut durch Vitamin-C-Gaben zwar gebessert, aber nicht ganz behoben werden konnte. Erst als dem Futter Vitamin P zugesetzt wurde, erreichten die Kapillaren wieder ihre normale Widerstandsfähigkeit.

Vitamin P wirkt bei Benzin- und Phenolvergiftungen antitoxisch und schützt in Verbindung mit Vitamin C auch vor Arsenvergiftung. Im Gegensatz zu Vitamin C spielt Vitamin P in der Wundheilung keine Rolle.

Man sollte Vitamin C nicht allein als Ascorbinsäure zu sich nehmen, sondern immer in Verbindung mit Bioflavonoiden, wie es natürlicherweise ja auch der Fall ist, wenn man z.B. Obst ißt. Die Bioflavonoide verhindern nämlich, daß das Vitamin C im Körper oxidiert wird. Umgekehrt fördert Vitamin C die biologische Wirksamkeit der Bioflavonoide und schützt sie vor Zerstörung.

Zu den wichtigsten Funktionen der Bioflavonoide gehört Ihre Fähigkeit, die Ausschüttung von Histamin im Körper zu hemmen. Bioflavonoide sind also natürliche Antihistaminika.

Die Bezeichnung Bioflavone ist von biologisch aktiven Flavonen abgeleitet worden. Bioflavone gehören einer Gruppe von Kohlen-, Wasser- und Sauerstoffverbindungen an, die mit der Eigenschaft ausgestattet sind, empfindliche Kapillaren zu stärken und für ihre Unversehrtheit zu sorgen. Fehlen Bioflavone in der Nahrung, werden die Blutgefäßwände porös. Die roten Blutkörperchen entweichen in das Gewebe, wodurch verschiedene Erkrankungen verursacht werden können.

Die Kapillaren des Menschen sind so fein und zahlreich, daß die eines einzelnen, in einer Linie aufgereiht, zweieinhalbmal um die Erde reichen würden. Wir wissen bereits, daß über die Kapillaren Nahrung, Sauerstoff und Hormone zu allen Körperzellen befördert werden und gleichzeitig der Stoffwechsel-„Müll“ abtransportiert wird. Bei gesunden, widerstandsfähigen Kapillaren haben Infektionen weniger Chancen und werden schnell abgewehrt. Es stellt sich immer deutlicher heraus, daß die Kapillaren bei jeder Krankheit beschädigt werden und es daher auch keine Erkrankung gibt, deren Heilung nicht durch Stärkung der Kapillaren unterstützt werden könnte.

Selen

Mineralstoffe und Spurenelemente sind wichtige Naturstoffe für unsere Gesundheit. Selen ist ein essentielles Spurenelement und wurde nach der griechischen Göttin Selene benannt.

Neueste wissenschaftliche Untersuchungen bestätigen, daß dem Spurenelement folgende Wirkungen zugeschrieben werden:

- Selen hat vorbeugende Wirkungen bei Herz-Kreislauf-Erkrankungen.
- Selen stärkt das Immunsystem.
- Selen ist hilfreich bei rheumatischen Erkrankungen.

- Selen beugt entzündlichen Magen-Darm-Erkrankungen vor.
- Selen wird auch ein Schutzeffekt vor Krebs zugeschrieben.

Eine groß angelegte wissenschaftliche Untersuchung in China über den Einfluß von Antioxidantien auf das Krebsrisiko ergab, daß die Wahrscheinlichkeit an Krebs zu sterben um so größer war, je geringer der Blutspiegel (Gehalt im Blut) von Vitamin E, Vitamin A, Betacarotin, Vitamin C und Selen war.

AUSWIRKUNGEN VON SELENMANGEL

Untersuchungen von 10.000 Personen in Finnland zeigten, daß bei steigendem Selenspiegel das Risiko von einer Herzerkrankung zu sterben abnimmt. Die in China 1974 entdeckte sogenannte Keshan-Krankheit beruhte auf einem extrem niedrigen Selengehalt im Blut. Die Krankheit äußerte sich in Rhythmusstörungen, Herzschwäche, EKG-Veränderungen und Herzinfarkt. Der Selengehalt bei den Erkrankten lag bei 18 Mikrogramm je Liter Blut, während Gesunde einen Selengehalt von 93 Mikrogramm je Liter Blut aufweisen.

WIEVIEL SELEN BRAUCHEN WIR?

Genaue Angaben über den Bedarf an Selen wurden bis heute von wissenschaftlicher Seite nicht gemacht. Es gibt daher nur folgende Empfehlung: Jugendliche und Erwachsene sollten zwischen 20 und 100 Mikrogramm Selen pro Tag aufnehmen. In Amerika werden für die Frau 55 und für den Mann 70 Mikrogramm Selen pro Tag empfohlen.

SELENAUFNAHME IN VERSCHIEDENEN LÄNDERN

LAND	Selenaufnahme pro Tag in μg
China	750-4490
Japan	88-208
Kanada	98-224
USA	80-150
Schweiz	60-65
Finnland	30-60
Neuseeland	24-56
Belgien	55
Deutschland	25-48
Schweden	25-34
China (selenarme Gegenden)	11

Die Selenangaben, die in Deutschland täglich mit der Nahrungsaufnahme pro Person zugeführt werden, reichen bei weitem nicht aus, um den Bedarf zu decken. Es ist deshalb erforderlich, Selen als Nahrungsergänzung zur Bedarfsdeckung aufzunehmen.

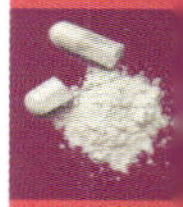

Spurenelemente und Minerale

Minerale kommen im Körper in winzigen Spuren vor. Daher werden sie oft auch Spurenelemente genannt. Sie sind notwendig, um den Ablauf aller physischen und psychischen Funktionen zu gewährleisten. Als wichtige Faktoren tragen sie zur Erhaltung entscheidender physiologischer Konditionen und Prozesse bei: z.B. zur Aufrechterhaltung des Säurebasengleichgewichts, zum Flüssigkeitshaushalt und zur Elastizität des Muskelgewebes.

Außerdem bestimmen sie die Konstanz des osmotischen Druckes, also den Durchtritt von flüssigen Stoffen durch halbdurchlässige Zellmembranen. Zudem sind Mineralien für ein kräftiges Knochengerüst ebenso notwendig wie für starke, ruhige Nerven, für gute Verdauung und gesunde Nahrungsverwertung durch den Organismus. Vier bis fünf Prozent des Körpergewichts sind Mineralmaterie. Sie kommt in allen Geweben und Flüssigkeiten vor, besonders aber im Knochengerüst, in Knorpel und Zähnen.

Minerale und ihre Funktionen

Es gibt zahllose Funktionswege für die Auswirkungen von Mineralien in unserem Körper:

1. Die Bildung von Proteinen im Organismus ist ohne Kalzium, Stickstoff und Schwefel nicht möglich.
2. Unser gesamtes Verdauungssystem ist vom sogenannten Vagus-Nerv abhängig. Er gehört zum vegetativen Nervensystem und kann ohne Kalium nicht richtig arbeiten.
3. Wenn es an Mineralien fehlt, bleiben Vitamine ohne Wirkung. Für eine gute Durchblutung ist z.B. Vitamin B_{12} notwendig, dafür muß aber Kobalt vorhanden sein.
4. Innere Gasbildungen können nur durch eine Verbindung von Mineralien mit einigen Vitaminen beseitigt werden. Es ist bekannt, daß Multiple Sklerose zu Schädigungen der Nerven hüllen führt, die durch eine überschüssige Kohlenstoff-Stickstoff-Substanz verursacht werden. Es wird vermutet, daß dieser Krankheitszustand

durch ausreichende Versorgung mit Mineralien, besonders Kobalt, verhindert oder die Schadsubstanz beseitigt werden kann.

5. Das Insulinmolekül enthält Zink, und Diabetes ist auf Insulinmangel zurückzuführen. Folglich könnte der Mangel an Zink mit diesem Leiden zusammenhängen.
6. Minerale beeinflussen die Muskelkontraktionen und bestimmen Nervenreaktionen.
7. Minerale kontrollieren den Flüssigkeitshaushalt des Körpers und verhelfen anderen Nährstoffen dazu, in die Blutbahn zu gelangen. Ohne Mineralien sind diese anderen Nährstoffe nämlich nicht voll wirksam.
8. Die Blutgerinnung wird durch die Tätigkeit von Mineralien kontrolliert. Verletzungen, blaue Flecken, Wunden, Schnitte usw. benötigen Minerale zur Heilung.
9. Die maximale Leistungsfähigkeit des Körpers – Vitalität, geistige Aufnahmefähigkeit, Antriebskraft und jugendliche Frische – ist von Mineralien wie Mangan, Kupfer, Kobalt, Jod, Zink, Magnesium und Phosphor abhängig.
10. In der Blutbahn wirken sich Mineralien keimtötend aus. Sie verfügen also über die ureigene Kraft, im Körper zur Bildung von Antibiotika beizutragen, wenn dazu die essentiellen Rohmaterialien vorhanden sind.
11. Mineralien sind für einen stabilen Knochenbau und gesunde Zähne unerläßlich, denn diese bestehen zu 95 Prozent aus Kalzium und Phosphor. Zur Sicherung eines allgemein guten Gesundheitszustandes tragen außerdem noch knapp achtzehn Mineralstoffe bei, die mitbestimmten anderen zusammenwirken.

Kalzium

Kalzium ist ein essentielles Mineral oder auch ein Makronährstoff. Fast alles im Körper vorhandene Kalzium kommt in den Knochen und Zähnen vor.

Nutzeffekte

Kalzium ist zwar besonders wichtig für den Knochenbau und ein gesundes Gebiß, erfüllt aber auch noch viele andere Aufgaben. Im Körper vollzieht sich eine ständige Ablagerung und Resorption von Knochensubstanz, die während des ganzen Lebens anhält. In der Kindheit ist der Bedarf am

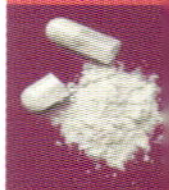

größten, vor allem in den Wachstumsjahren. Die Ablagerung von Knochensubstanz und ihre Wiederaufsaugung – Resorption – erfolgt durch die Blutbahn. Das Blut befördert Kalzium zu den Knochen. Dort wird es durch Vitamin D aktiviert, damit es sich in den Knochen ablagert. Gleichzeitig mit der Ablagerung neuen Knochengebildes saugt das Blut altes wieder auf. Wegen des Wachstumsprozesses ist bei Kindern die Ablagerung größer als die Resorption. Sobald aber das Wachstum abgeschlossen ist, gleichen sich Ablagerung und Resorption aus.

Die Speicherung von Kalzium in den Knochen dient jedoch auch noch anderen Zwecken. Sobald nämlich die tägliche Kalziumversorgung unzureichend ist, greift der Körper auf diesen Speicher zurück. Die fehlende Menge wird den Knochen durch Resorption oder Aktivierung von Kalzium entzogen.

Für den Fötus vor der Geburt, in der Kindheit und Jugend und wenn die ersten und zweiten Zähne durchbrechen und wachsen, ist Kalzium besonders notwendig. Im ausgewachsenen Gebiß hat sich dann das Kalzium relativ gefestigt. Es geht nur noch geringe Ablagerung und Resorption vor sich. Kalziummangel in der Jugend kann später zu Zahnproblemen führen.

Sobald sich die Muskeln zusammenziehen, nehmen sie Kalzium auf. Entspannen sie sich, wird ihnen durch die umliegenden Zellen Kalzium entzogen. Kalzium ist daher für die Tätigkeit des Herzens und sein regelmäßiges Ausdehnen und Zusammenziehen unbedingt notwendig.

Das Blutplasma braucht Kalzium, damit das Blut gerinnen kann. Bei einer Verletzung wird Kalzium aktiviert, damit die roten Blutkörperchen in einer Kettenreaktion dazu angeregt werden, eine Substanz herzustellen, die Fibrin genannt wird. Der eigentliche Gerinnungsprozeß kommt dann durch Fibrin zustande.

Empfohlene Tagesdosis

Durchschnittlicher Bedarf bei Erwachsenen 800 mg. Bei Frauen während der Schwangerschaft und Stillperiode sollte diese Tagesmenge auf 1.200 mg erhöht werden.

Kinder brauchen je nach Alter 360 mg bis 800 mg täglich. Jugendliche 1.200 mg. Nach dem 18. Lebensjahr genügen täglich 800 mg.

Mangelerscheinungen

Wenn der Kalziumspiegel zu niedrig ist, verringert sich die Gerinnungsfähigkeit des Blutes. Muskelzuckungen und Muskelkrämpfe können auftreten. In der Kindheit sind die Folgen von schwerwiegendem Kalziummangel

rachitische Erkrankungen. In späteren Jahren kommt es dadurch zu Osteoporose.
Wenn die Vitamin-D- oder Kalziumversorgung nicht ausreicht, kommt es zu Rachitis. Im Alter treten dagegen Knochenveränderungen durch Resorption auf, die höher ist als die Ablagerungen. Daraus entsteht die sogenannte Osteoporose. In beiden Fällen – Rachitis wie Osteoporose – führt Kalziummangel zu leicht brechenden Knochen. Resorption kann allerdings in jedem Lebensalter eintreten, wenn es dem Körper an Kalzium fehlt.

QUELLEN

Die besten Versorgungsquellen für Kalzium sind Milch, Joghurt, Käse, Sahne, Eidotter, Bohnen, Mangold, Blumenkohl, Grünkohl, Rhabarber und Sirup. Gute Kalziumlieferanten sind auch Karotten, rote Rüben, Blattgemüse wie Kohl, Kohlrabi, Spinat, Salat, Wasserkresse, Sellerie und weiße Rüben; außerdem Haferflocken, Walnüsse, Mandeln, Kleie, Datteln, Feigen, Zitronen, Ananas, Himbeeren, Schokolade sowie Schellfisch und Austern.

Achtung: Gemüse verliert beim Kochen Kalzium, da es durch das Kochwasser ausgelaugt wird. *Zusätzliches:* Kalzium benötigt oft Phosphor zur Herstellung von Verbindungen, die der Körper verwerten kann. Für das Knochenwachstum und die Erhaltung der Zähne ist die Verbindung von Kalzium und Phosphor besonders wichtig.

Kobalt

Auch Kobalt ist ein essentielles Spurenelement bzw. ein Mikronährstoff.

NUTZEFFEKTE

Kobalt ist ein Bestandteil von Vitamin B_{12}, das heißt, es ist zur Herstellung roter Blutkörperchen und der Verhütung bestimmter Anämiearten notwendig.

QUELLEN

Kobalt kommt in den gleichen Nahrungsmitteln vor, die auch Vitamin B_{12} enthalten.

Chrom

Dabei handelt es sich um ein essentielles Spurenelement oder einen Mikronährstoff.

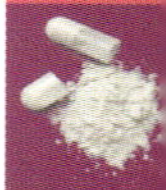

NUTZEFFEKTE

Wir brauchen Chrom, weil es im Glukosestoffwechsel des Körpers eine Rolle spielt – also bei der Art von Kohlehydraten, die der Körper nach der Verdauung produziert und als „Brennstoff“ oder Energie benützt.

Über Chrom und seine Rolle im Organismus ist bisher zu wenig bekannt, um einen täglichen Bedarf festsetzen zu können.

QUELLEN

Chrom kommt in Hefe vor, in einigen Tierprodukten – ausgenommen Fisch – und in Vollkorngetreide.

Kupfer

Kupfer ist ein essentielles Spurenelement bzw. ein Mikronährstoff.

NUTZEFFEKTE

Zusammen mit Eisen ist Kupfer zur Produktion von Hämoglobin im Blut erforderlich. Bestimmte Enzyme, die für den Stoffwechsel erforderlich sind, enthalten auch Kupfer.

MANGELERSCHEINUNGEN

Da Kupfer zur Bildung von Hämoglobin sehr wichtig ist, kann Mangel an Kupfer zu Anämie führen. In dieser Beziehung kann auch die Fähigkeit des Körpers, Eisen zu nutzen, beeinträchtigt werden. Kupfermangel kann zudem die Atmung und das Wachstum beeinflussen.

QUELLEN

In Krustentieren, Schellfisch und vor allem Austern ist besonders viel Kupfer enthalten. Auch Leber, Nieren und Hirn, getrocknetes Gemüse, Nüsse, Rosinen und Kakao sind reichliche Kupferquellen. In grünen Gemüsesorten kommt dann Kupfer vor, wenn sie auf kupferhaltiger Erde wachsen. Diese Quelle ist also weniger verläßlich.

Jod

Auch dieses Spurenelement bzw. dieser Mikronährstoff ist für die Gesundheit und das körperliche Wohlbefinden lebensnotwendig.

NUTZEFFEKTE

Für den Körper ist Jod absolut erforderlich, um eine Vergrößerung der Schilddrüse – also einen Kropf – zu verhüten. Jod ist nicht nur Teil dieser

Drüse, sondern dient ihr gleichzeitig zur Produktion bestimmter Hormone, die den Stoffwechsel und die Energieabgabe des Organismus regulieren. Bei Jodmangel wird die Hirnanhangdrüse – also die Hypophyse – veranlaßt, ein Hormon herzustellen, das die Schilddrüse zur Überproduktion eigener Hormone anregt. Durch diese Stimulation vergrößert sich die Schilddrüse – ein Kropf entsteht.

Mangelerscheinungen

Kinder können durch starken Jodmangel in ihrer körperlichen und geistigen Entwicklung gehemmt werden.

Schilddrüsenunterfunktion entsteht durch unzureichende Hormonproduktion dieser Drüse. Sie äußert sich durch trägen Stoffwechsel, Teilnahmslosigkeit und kann mit Neigung zur Fettleibigkeit zu verlangsamter Körperfunktion führen.

An und für sich bringt zu viel Jod kein Problem mit sich. Aber eine überaktive Schilddrüse kann eine Überproduktion von Hormonen, d.h. eine Schilddrüsenüberfunktion bewirken. Sie äußert sich meistens durch leichte Erregbarkeit und Gewichtsverlust, trotz zunehmenden Appetits.

Quellen

Die Nahrung weist einen sehr unterschiedlichen Jodgehalt auf, der durch den für landwirtschaftliche Zwecke genutzten Boden bedingt ist. Denn Fleisch und Molkereiprodukte können nur so viel Jod enthalten, wie das jeweilige für die Nutztiere zur Verfügung stehende Futter. Entsprechend ist auch der Jodgehalt im Trinkwasser gebietsweise verschieden. Daher dürfte die zuverlässigste Jodquelle Koch- und Tafelsalz sein, das mit Jod angereichert ist.

Eisen

Eisen ist ebenfalls ein Spurenelement bzw. Mikronährstoff. Allerdings ist davon im Körper weitaus weniger vorhanden als gebraucht wird.

Nutzeffekte

Zur Produktion von Hämoglobin, dem Farbstoff der roten Blutkörperchen, ist Eisen notwendig. Im und durch das Blut wird das meiste Eisen gebraucht, obwohl es auch zur Gesunderhaltung bestimmter Gewebe beiträgt. Im Dünndarm wird der Nahrung Eisen entzogen und vom Blut zum Knochenmark weitertransportiert. Dort wird es dann zur Herstellung von Hämoglobin benutzt. Rote Blutkörperchen haben eine Lebensdauer von

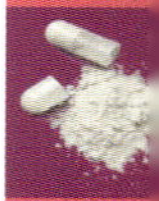

etwa 120 Tagen. Danach erfolgt eine Wiederverwendung ihres Eisengehalts zur Produktion neuer Zellen. Neben Eisen erfordert die Bildung von Hämoglobin auch Kupfer. Und bei seiner Instandhaltung spielen außerdem die Vitamine B_{12}, C und E eine Rolle.

MANGELERSCHEINUNGEN

Anämie, also Blutarmut, ist die Folge von Eisenmangel. Dieser Zustand äußert sich vor allem durch Energielosigkeit und Blässe. Bei Kindern kann Mangel an Eisen zu Wachstumsverzögerungen führen.

QUELLEN

Kalbs- und Lammleber haben den höchsten Eisengehalt, dem folgen Rinder- und Hühnerleber. Gute Quellen sind weiterhin Fleisch, Fisch, Geflügel, grünes Blattgemüse, Kartoffeln, Hülsenfrüchte, getrocknetes Obst, Eigelb, Sirup und Rosinen. Nahrungsmittel mit intensiven Naturfarben sind am eisenhaltigsten. So kommt z.B. in Spinat mehr Eisen vor als in Eissalat; Eidotter enthält mehr als Eiweiß und Vollkornbrot mehr als Weißbrot...

Der Eisengehalt von Nahrungsmitteln kann erhöht werden, wenn sie in Eisentöpfen oder -pfannen zubereitet werden. Denn die so zubereiteten Speisen nehmen aus den Kochgefäßen automatisch etwas Eisen auf.

Phosphor

Phosphor ist ein essentielles Mineral bzw. ein Makronährstoff. Gewöhnlich kommt es zusammen mit Kalzium in Knochen und Zähnen vor.

NUTZEFFEKTE

Phosphor ist zur Bildung gesunder Knochen und Zähne und deren Wachstum und Gesunderhaltung genauso notwendig wie Kalzium. Es ist für das Muskelgewebe erforderlich und bis zu einem gewissen Grad auch für das Nervengewebe. Im übrigen braucht der Körper Phosphor, um Fette und Fettsäuren auswerten zu können. Es wird mit Hilfe von Vitamin D absorbiert und in den Stoffwechsel aufgenommen.

MANGELERSCHEINUNGEN

Bei Kindern führt Phosphormangel zu Wachstumsverzögerungen, Knochendeformationen, schlechten Zähnen und Rachitis — genau wie Kalzium- und Vitamin-D-Mangel. Gewichtsverlust und allgemeine körperliche Schwäche können in jedem Alter durch Mangel an Phosphor hervorgerufen werden; ebenso das ausgefallene Verlangen, Kalk, Lehm oder Talkum zu essen.

QUELLEN

Proteine haben den höchsten Phosphorgehalt. Zu den besten Lieferanten gehören aber Leber, Milch, Eier, Erbsen, Linsen, Bohnen, Graupen, Haferflocken, Kleie, Weizen- und Roggenprodukte; außerdem Walnüsse, Erdnüsse, Kakao und Schokolade. Neben Fleisch, Fisch, Hühnern, Sahne und Venusmuscheln, Spargel, Blumenkohl, Kohl, Karotten, Sellerie, Mangold, Mais, Gurken, Eierfrüchten und grünen Bohnen sind auch noch Feigen, Backpflaumen, Ananas, Kürbisse und Rosinen gute Phosphorquellen.

Kalium

Auch Kalium ist ein essentielles Mineral bzw. ein Makronährstoff und kommt vorwiegend in der Körperflüssigkeit vor.

NUTZEFFEKTE

Es ist notwendig, damit das Flüssigkeitsgleichgewicht des Körpers aufrechterhalten wird und Nährstoffe zwischen und innerhalb der Zellen weitergeleitet werden, um den Nahrungsbedarf des Organismus zu decken. Zusammen mit Kalzium und Magnesium wird Kalium für die Muskelkontraktionsprozesse benötigt. Es ist also für die Herzfunktion absolut notwendig. Auch das Nervensystem braucht dieses Mineral.

MANGELERSCHEINUNGEN

Im großen und ganzen wird der Kaliumbedarf des Körpers durch die Nahrung reichlich gedeckt. Aber bestimmte Medikamente wirken sich auf die körperliche Nutzung von Kalium negativ aus. Dazu gehören harntreibende Mittel und Medikamente zur Herabsetzung des Bluthochdrucks. In solchen Fällen ist es ratsam, zum Ausgleich kaliumreiche Nahrung zu essen. Durchfall und Erbrechen können vorübergehend Kaliummangel erzeugen. Denn der Körper ist dann nicht in der Lage, die Nahrung entsprechend auszuwerten. Am besten läßt sich das Kaliumgleichgewicht durch entsprechende Kost, Fruchtsäfte inbegriffen, wiederherstellen. Kalium ist ein Hauptbestandteil der Infusionsflüssigkeit, mit der Schwerkranke intravenös ernährt werden, wenn sie keine normale Kost zu sich nehmen können. Es ist lebensnotwendig, das Flüssigkeitsgleichgewicht auf diese Weise bestmöglich normal zu halten. Kaliummangel äußert sich durch Schwindelgefühl, Durst, geistige Verwirrung und Muskelschwäche.

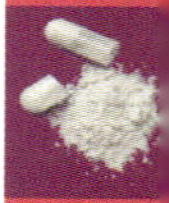

Quellen

Die besten Kaliumlieferanten sind Frischgemüse, Obst, Trockenfrüchte, Feldfrüchte, Hülsenfrüchte, Nüsse, Sirup und Kakao; zudem Frischfleisch und Geflügel, Mandeln, Bananen, Avocados, ganz besonders aber Paranüsse.

Natrium

Natrium ist ein essentielles Mineral bzw. ein Makronährstoff.

Nutzeffekte

Natrium verhindert übermäßigen Wasserverlust, der zur Austrocknung des Körpers führen könnte, und trägt so zur Erhaltung des Flüssigkeitsgleichgewichts im Organismus bei. Da es zudem den wichtigen Ausgleich zwischen Kalzium und Kalium im Herzmuskel aufrechterhält, unterstützt es einen normalen Herzschlag. Außerdem ist es für das Nervensystem und die Übertragung von Nervenimpulsen notwendig.

Mangelerscheinungen

Normalerweise kann es durch das in der Nahrung enthaltene Salz nicht zu Natriummangel kommen. Es könnte nur durch übermäßige Schweißabsonderung eintreten, wenn mit dem Wasser auch Salz ausgeschieden wird, d.h. bei Fieber oder hohen sommerlichen Temperaturen. In beiden Fällen muß der Flüssigkeitsverlust des Körpers durch die entsprechende Aufnahme von Getränken wieder ausgeglichen werden. Bei länger anhaltendem Schwitzen ohne Unterbrechung ist es unter Umständen ratsam, Salztabletten mit sehr viel Wasser zu nehmen.

Überflußfolgen

Bluthochdruck steht oft mit zu reichlich gesalzener Kost in Verbindung. Salz kann hier buchstäblich zum Mörder werden, denn es gilt als Hauptursache für Herzschlag mit tödlichem Ausgang und Herzleiden. Bei hohem Blutdruck wäre es daher vernünftig, stark gesalzene Speisen möglichst zu meiden. Ganz salzlos zu leben ist ohnehin nicht möglich, da in jeder Nahrung Salz enthalten ist. Auch Babyfertigprodukte sind oft zusätzlich gesalzen. Ernährungswissenschaftlern und Ärzten zufolge ist dieses Salz nicht nur überflüssig, sondern auch schädlich, da Kinder auf diese Weise von frühester Jugend an an Salz gewöhnt werden, das dann im späteren Leben zu hohem Blutdruck beiträgt.

QUELLEN

Wie „allgegenwärtig" Salz ist, wird allein durch die Tatsache veranschaulicht, daß es selbst in Milch vorkommt. Und zwar kommen auf jeweils 100 Gramm Milch 15 Milligramm Salz. Wenn man also so wenig wie möglich davon konsumieren möchte, sollten wenigstens Nahrungsmittel gemieden werden, die besonders salzhaltig sind, z.B. geräucherter Schinken, Parmesan und Cheddarkäse, Krebsfleisch, Sardinen, gesalzene Butter, Cornflakes, Oliven – insbesondere grüne –, Kartoffelchips, Pökelfleisch, Salzgurken und -heringe, Salzstangen und -brezeln und salzige Salatsoßen. Jodhaltiges Koch- und Tafelsalz ist einfachem Kochsalz vorzuziehen, da dem Körper außer Natrium so auch das notwendige Jod zugeführt wird.

Achtung: Es sollte nicht vergessen werden, daß ein großer Prozentsatz des Körpergewichts aus Wasser besteht. Oft wird bei einer Abmagerungskur anfangs der Anschein erweckt, als würde durch eine bestimmte Diät rascher Gewichtsverlust erzielt. Aber die dabei in großen Mengen zugeführten Nahrungsmittel sind Diuretika, also Stoffe, die die normale Harnproduktion verstärken, d.h., dem Körper Wasser entziehen. Einige dieser Diätkuren können gefährlich sein, da sie das normale Flüssigkeitsgleichgewicht des Körpers stören und Austrocknungssymptome verursachen können. Selbst wenn eine Gewichtsabnahme erforderlich ist – da Übergewicht zu einer Reihe von Krankheiten, insbesondere zu Bluthochdruck beiträgt –, sollten Diätkuren nicht ohne ärztliche Aufsicht durchgeführt werden.

Schwefel

Auch Schwefel gehört zu den essentiellen Mineralien und ist ein Makronährstoff. Es ist Bestandteil der in allen Zellen vorkommenden Proteine. Es ist in menschlichen Zellen genauso enthalten wie in den Proteinen der Nahrung.

NUTZEFFEKTE

Zur Herstellung von Keratin, dem für Haare und Nägel erforderlichen Hornstoff, ist Schwefel erforderlich. Außerdem wird es zum chemischen Aufbau verschiedener anderer Verbindungen zum Nutzen des Körpers gebraucht – wie die Vitamine Thiamin und Biotin; Insulin und andere Hormone.

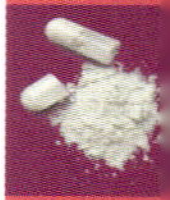

MANGELERSCHEINUNGEN

Schwefelmangel kann zu Dermatitis (Hautentzündung) sowie Wachstumsschäden bei Haaren und Nägeln führen. Bei einem schwerwiegenden Mangel an bestimmten Schwefelverbindungen können aufgrund ihrer Beziehung zu Proteinen Wachstumsverzögerungen die Folge sein.

QUELLEN

In allen proteinhaltigen Nahrungsmitteln kommt Schwefel vor – in tierischen und pflanzlichen.

Achtung: Bestimmte, in der Industrie verwendete Schwefelverbindungen können giftig sein. Außerdem sollten unter anderem Schwefeldioxid und Schwefelsäure nur mit größter Vorsicht gehandhabt werden.

Zink

Zink ist ein essentielles Spurenelement bzw. ein Mikronährstoff und kommt in tierischen und pflanzlichen Geweben vor.

NUTZEFFEKTE

Zink ist Bestandteil der Haut, Haare, Augen, Nägel und auch der männlichen Keimdrüsen. Es spielt im Stoffwechsel eine Rolle und kommt außerdem in Insulin vor, also in dem Hormon, das den Stoffwechsel und den Blutzuckerspiegel reguliert und damit Diabetes verhütet.

MANGELERSCHEINUNGEN

Bei geringfügigem Zinkmangel wird das Geschmacksempfinden beeinträchtigt, Appetitlosigkeit stellt sich ein, Wunden heilen langsamer und unterdurchschnittliches Wachstum ist die Folge.

Dagegen kann ernsthafter Zinkmangel Zwergwuchs bewirken, bestimmte Arten von Anämie auslösen und für mangelhafte Sekretion männlicher und weiblicher Geschlechtsdrüsen verantwortlich sein.

QUELLEN

Am meisten Zink enthalten Rindfleisch, Cheddarkäse, Kakao, Meeresfrüchte – besonders frische Austern und Krebsfleisch, Eigelb, Geflügelherzen und -mägen, Lammfleisch, Leber, Hafergrütze und andere Haferprodukte, Erdnüsse, Erbsen, Schweine- und Kalbfleisch, Weizenkeime und Vollkornweizenprodukte. Da der Körper Zink leichter aus tierischer Nahrung absorbieren kann als aus pflanzlicher, können Vegetarier Gefahr laufen, unter Zinkmangel zu leiden.

Achtung: Manche Arzneimittel enthalten Zink wegen seiner antiseptischen und zusammenziehenden Eigenschaften. Die Fähigkeit des Körpers, Zink zu verwerten, wird durch Alkohol beeinträchtigt. Chronische Alkoholsucht kann daher zu Zinkmangel führen. Darüber hinaus existieren im pflanzlichen, tierischen und menschlichen Gewebe noch eine ganze Anzahl weiterer Spurenelemente. Darauf im Rahmen dieses Buches einzugehen, würde jedoch den gegebenen Rahmen sprengen.

Hier wirken die einzelnen Vitalstoffe im Organismus:

Wo?	VITAMINE	MINERAL-STOFFE	SPUREN-ELEMENTE	AMINO-SÄUREN
AUGEN	Vitamine A, E			
BAUCH-SPEICHEL-DRÜSE			Chrom, Selen	
BLUT	Folsäure, Vitamin C	Eisen, Kalzium Magnesium, Phosphor	Kupfer, Mangan, Zink	
DARM	Beta-Carotin, Folsäure, Vitamin C			
GEHIRN NERVEN	Beta-Carotin, Vitamine A, B1-B12,C,E	Natrium, Kalium, Magnesium, Phosphor	Selen, Kupfer, Zink	Histidin, Isoleucin, Phenylalanin, Taurin, Tryptophan
GELENKE	Vitamine B6, D, E		Schwefel, Fluor, Mangan	
HAARE	Biotin, Vitamin B6		Kupfer, Zink	Methionin, Cystein
HAUT	Pantothen-säure, Beta-Carotin, Vitamine B6, C, E, Niacin		Zink, Kupfer, Selen, Mangan, Schwefel	Cystein

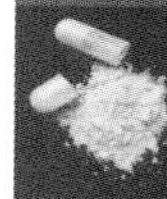

HERZ KREISLAUF IMMUN-SYSTEM	Beta-Carotin, Folsäure, Vitamine B_3, B_6, B_{12}, Vitamine C, E, Pantothen-säure	Natrium, Kalium, Magnesium	Selen, Chrom, Zink, Kupfer	Lysin, Threonin Lysin, Tryptophan, Valin
KNOCHEN	Vitamine C, D, K	Kalzium, Magnesi-um, Phosphor	Fluor, Zink	
LEBER	Vitamine B, E			Taurin, Methionin, Karnitin, Lysin, Glycin, Glutathion
LUNGE	Beta-Carotin, Vitamin E			
MAGEN	Vitamin C			
MUSKELN	Vitamine B2, B6, B12	Eisen, Kalium, Kalzium, Magnesi-um, Phosphor	Kupfer, Mangan, Silizium, Zink	Histidin, Isoleucin, Leucin, Lysin, Methionin, Taurin, Threonin, Arginin
NÄGEL	Biotin		Schwefel	
NIERE	Vitamin B2	Natrium, Kalium, Chlorid, Phosphor		Cystein
UNTERLEIB	Folsäure	Magnesium	Zink, Mangan	
ZÄHNE und ZAHN-FLEISCH	Vitamine A, C, D, E	Magnesi-um, Phosphor	Fluor	

Enzyme und Auxine

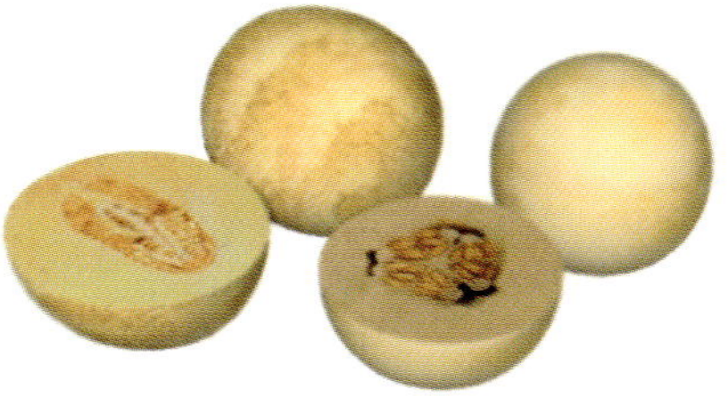

Für die stufenweise Stoffwechselregulierung sind Tausende verschiedenartiger Riesen-Eiweißmoleküle – Enzyme – verantwortlich, die in allen Körperzellen vorhanden sind und die hochkomplexen chemischen Vorgänge des Körpers überhaupt erst möglich machen. Denn das Lebensfeuer brennt nicht nur langsam, sondern zudem noch im Inneren eines Körpers, der zu drei Vierteln aus Wasser besteht.

Enzyme oder auch Fermente sind vom Körper erzeugte Biokatalysatoren, welche die chemischen Umsetzungen zwischen verschiedenen Stoffen im lebenden Organismus ermöglichen oder beschleunigen, ohne dabei selbst verändert zu werden. Die Mehrzahl der subtileren chemischen Reaktionen verläuft normalerweise sehr langsam, wird jedoch durch die Enzyme um das Tausend- bis Hunderttausendfache beschleunigt.

WIE REAGIERT DER WIRKMECHANISMUS DER ENZYME?

Enzyme sind Biokatalysatoren, die eine Reaktion beschleunigen und vermitteln. So baut das Enzym Bromelain, das in der Ananas enthalten ist, Nahrungsfette ab. Die Enzyme Pepsin, Papain und Pityalin sind in der Marigo- und Papaya-Frucht enthalten. Sie wirken eiweißspaltend und sind für die Verdauung von Kohlehydraten zuständig. Dadurch wird die körpereigene Fettverbrennung angeregt und beschleunigt. Durch die Anreicherung mit Ballaststoffen wird das Sättigungsgefühl drastisch gesteigert und somit das Eßbedürfnis gedämpft.

EMPFEHLUNG

Biochemikern ist es gelungen, in einem Schonverfahren aus dem Konzentrat der Früchte Ananas, Mango und Papaya die wirksamen Enzyme zu isolieren und zu gewinnen. Diese hochwirksamen Biokatalysatoren mit ihren vielfältigen, wichtigen Aufgaben im Bereich der Verdauung werden mit natürlichen Ballaststoffen angereichert. Zudem wirkt das Enzym Bromelain entzündungshemmend bzw. -abbauend. Die Enzyme spielen eine entscheidende Rolle bei Stoffwechselvorgängen in der Zelle.

Schon vor etwa fünfzig Jahren wurden in den Vereinigten Staaten Ernährungsexperimente mit hochbetagten, altersschwachen Ratten durchgeführt. Das Alter dieser Tiere entsprach dem neunzigjähriger Menschen, als sie sogenannte „unreife“ Nahrung erhielten; also eine Kost, die aus Pflanzenschößlingen und knospenden Blättern bestand. Die Forscher wurden durch die damit erzielten Ergebnisse völlig verblüfft. Denn die altersschwachen Ratten verwandelten sich zusehends – sie wurden jünger und jünger. Die Ursache dafür war den Wissenschaftlern unverständlich.

Eigentlich waren die Versuche nur durchgeführt worden, um die Auswirkungen von Vitaminen zu testen. In weiteren Experimenten erhielten die Tiere dann Futter, das aus ausgewachsenen Pflanzen und erhöhten Vitamingaben bestand. Aber nun setzte sich der Verjüngungsprozeß nicht mehr fort. Daraus schlössen die Wissenschaftler, daß nicht Vitamine, sondern irgend etwas anderes den Verjüngungsprozeß verursacht haben mußte. Da die wahre Bedeutung dieser Vorgänge damals nicht gleich erkannt wurde, blieb es erst einmal dabei.

Erst Jahre später stießen Forscher in Pflanzenwurzeln auf eine Substanz, die Auxin genannt wurde. Auxine sind Wachstumshormone bzw. Pflanzenwachstums-Regulationsstoffe, die für das Wachstum von Pflanzen wichtig sind und die Zellwand zur Streckung veranlassen.

Als Wissenschaftler dieses Auxin den Wurzelspitzen von Pflanzensprößlingen entzogen und dann auf die Kanten von Blättern auftrugen, schlugen die Blattränder Wurzeln! Wurzelauxin veranlaßt Wurzelwachstum, aber wesentlich interessanter ist, daß Auxin junger Zellen anscheinend auch jugendliche Zellen produziert.

Wenn dem Organismus also durch Pflanzenschößlinge – z.B. von Bohnen oder durch ganz junges Blattgemüse – jugendliches Auxin zugeführt wird, muß irgend etwas in seiner chemischen Zusammensetzung das Wachstum junger Körperzellen anregen. So wurden elf unfruchtbar gewordene Kühe in Ernährungsversuchen mit fünf Tage lang eingeweichten Haferkeimlingen zwei Monate gefüttert. Nach dieser Zeit waren alle elf Kühe wieder fruchtbar und konnten erneut kalben.

Inzwischen weiß man, daß in allen Keimlingen Auxine vorkommen. Sie sind aber auch im Grüntee vorhanden.

Besondere vitalisierende Substanzen

Granatäpfel

Der Granatapfel stammt aus dem Mittleren Osten. Die tiefrote bis blaßrosa Frucht enthält so viele Antioxidantien und entzündungshemmende Stoffe, daß eine krebsheilende Wirkung vermutet wird. Die Granatäpfel, die in fast allen warmen und milden Klimazonen gezüchtet werden, symbolisierten schon in der Antike Geburt und ewiges Leben.

Frühere Studien haben bereits eine hemmende Wirkung auf menschliche Prostatakrebszellen nachgewiesen. Inzwischen untersuchten amerikanische Forscher um Hasan Mukhtar von der Universität in Madison, Wisconsin, an Mäusen, welche Auswirkungen die Beigabe von Granatapfelextrakt zum Trinkwasser hat. Dazu wurden den Mäusen menschliche Prostatakrebszellen injiziert, woraufhin sich bösartige Tumore bildeten. Danach bekamen die Mäuse entweder ein oder zwei Prozent des Extraktes, was derjenigen Menge entspricht, die ein gesunder Mensch täglich trinken kann; eine dritte Gruppe diente ohne entsprechende Zugabe zur Kontrolle.

Die Resultate waren eindeutig: Bei den Mäusen, welche die höchste Konzentration des Granatapfelextrakts erhalten hatten, erwies sich das Fortschreiten des Prostatakrebses als stark verlangsamt. Überdies sank die Anzahl der prostataspezifischen Antigene, was als Zeichen dafür gewertet wird, daß die Anzahl der Krebszellen gesunken war. In der Gruppe der Kontrolltiere, die normales Trinkwasser erhalten hatten, wurde ein wesentlich schnelleres Wachstum der Krebszellen beobachtet.

Der israelische Forscher Michael Aviram vom Rambam Medical Research Center in Haifa empfiehlt als Ergebnis seiner Untersuchungen, täglich ein Glas Granatapfelsaft gegen das Herzinfarktrisiko zu trinken.

Am Hammersmith Hospital in London wurden die Untersuchungen Avirams von Richard Bogle überprüft, wobei er feststellte, daß sich die in den Granatäpfeln enthaltenen Tannine, Polyphenole und Anthocyanine auf den menschlichen Organismus positiv auswirken. Die Granatäpfel reduzieren die Cholesterinoxidation und die LDL-Retention.

Grüner Tee

Chinesen, die fast ausschließlich Grünen Tee trinken, haben einen niedrigeren Cholesterinspiegel als Europäer und Nordamerikaner. Folgende heilsame Wirkungen werden dem Grünen Tee zugeschrieben und sind teilweise durch wissenschaftliche Studien belegt worden:

- Grüner Tee fördert den Blutkreislauf.
- Grüner Tee senkt den Blutcholesterinspiegel.
- Grüner Tee regt den Atemprozeß an und begünstigt die Sauerstoffaufnahme.
- Grüner Tee stärkt die Blutgefäße.
- Grüner Tee stärkt die Widerstandskraft des Körpers und treibt die Genesung voran.
- Grüner Tee leistet gute Dienste gegen Erkältung und Kopfweh.
- Grüner Tee fördert die Entgiftung der Leber und des Organismus, speziell den Abbau von Alkohol, von Fetten und von Abfallprodukten.
- Grüner Tee verschafft Linderung bei Magen- und Darmproblemen.
- Grüner Tee beugt Nierensteinen und Nierenbeschwerden vor.
- Grüner Tee unterstützt den Urinfluß.
- Grüner Tee kräftigt die Muskulatur.
- Grüner Tee ist ein Schlankmacher.
- Grüner Tee bessert das Sehvermögen.
- Grüner Tee reinigt die Haut.
- Grüner Tee lindert Beschwerden in den Gliedern und Gelenken.
- Grüner Tee ist nützlich bei zu hohem Blutdruck und bei Herzbeschwerden.
- Grüner Tee wirkt entzündungshemmend.
- Grüner Tee hat antirheumatische Wirkungen.
- Grüner Tee hemmt Karies.
- Grüner Tee verlängert die Lebenserwartung.
- Grüner Tee, hilft die Nikotinentzugserscheinungen zu ertragen, wenn sich starke Raucher das Rauchen abgewöhnen wollen.

Und neueste Untersuchungen in Japan zeigen, daß Menschen, die regelmäßig Grünen Tee trinken, seltener an Krebs erkranken als andere. Die moderne Medizinforschung bestätigt im großen und ganzen die medizinischen Tee-Erfahrungen der alten fernöstlichen Heilkunde (z.B. „*Grüner Tee hat zahlreiche heilsame Eigenschaften*“, wie das Deutsche Krebsforschungszentrum Heidelberg in seiner Zeitschrift „einblick“ bekanntgibt). Die Ernte von Grüntee ist ein hochkomplizierter Vorgang und setzt große Sorgfalt bei der Arbeit voraus. Das Pflücken der Blattknospe und der beiden darunterliegenden Blätter bringen das beste Ergebnis und müssen daher immer mit der Hand geerntet werden. Nur so ist gewährleistet, daß nicht wahllos jeder junge Trieb gepflückt wird.

Neben Koffein und vielen ätherischen Ölen und Aromastoffen (über 300 Substanzen) enthält der Grüntee viele Mineralstoffe und Spurenelemente und Vitamine. Wegen seines Inhaltsreichtums werden deshalb dem Grüntee, neben seiner anregenden Wirkung, auch viele positive Wirkungen auf den menschlichen Organismus nachgesagt.

Sein hoher Gehalt an Fluoriden unterscheidet ihn positiv gegenüber anderen Teearten. (Fluor ist besonders wichtig für die Gesunderhaltung von Zähnen und Knochen).

Japanische Studien an Schulkindern sollen bewiesen haben, daß schon mit einer Tasse Grüntee täglich die Karieserkrankungen um 50% vermindert werden konnten.

Gelenkprotein (Kollagen-Hydrolysat)

Mediziner, Physiologen, Biologen und Ernährungswissenschaftler erforschen seit Jahrzehnten intensiv die Wirkung von Kollagen-Hydrolysat auf Gelenkknorpel. Kollagen-Hydrolysat weist eine besondere Zusammensetzung der Aminosäuren auf, die – anders als bei den sonstigen Eiweißen – der Zusammensetzung des Kollagens in den Knorpeln ähnelt. Es enthält einen dreimal so hohen Anteil an Glyzin und Prolin/Hydroxyprolin, was charakteristisch für den Kollagenaufbau ist und die Stabilität von kollagenen Strukturen im Knorpel beeinflußt. Neben diesen Aminosäuren sind im Gelenkprotein noch enthalten: Glutaminsäure, Arginin, Zink und die Vitamine A, B_6, C und E.

Diese Stoffe sind wichtig für den menschlichen Organismus, weil sie die Gelenke stärken. Jeder kennt aus dem Volksmund, daß etwas *„auf die Knochen gehen kann“* oder daß Sportler *„müde und schwere Beine“* haben. Gemeint ist damit, daß sich Gelenke nicht wie Muskeln innerhalb zweier Tage regenerieren und nach jeder Anstrengung an Kraft sogar hinzu gewinnen, sondern daß sie sich regelrecht ermüden und „abnutzen“. Die Gelenke brauchen sehr viel längere Erholungszeiten, da sie einen langsamen Stoffwechsel haben und nicht an den Blutkreislauf angeschlossen sind.

Daher wirken sich körperliche Tätigkeiten und Sportarten, bei denen die Gelenke oft verrissen, strapaziert und gestaucht werden, auf die Gelenke und die Knorpelsubstanz ungünstig aus. Andererseits kann eine Gelenkermüdung auch dann auftreten, wenn man die Gelenke gar nicht bewegt. Sie werden dann nicht mit Druck oder Zug belastet, so daß der Knorpel seine Nährstoffe nicht aufnehmen kann.

Ein Symptom für unzureichende Erholungszeit der Gelenke ist es, wenn man nach körperlicher Belastung vorübergehend knackende, knisternde oder prasselnde, im übrigen aber schmerzfreie Geräusche in den Gelenken wahrnimmt. Dies kann allerdings auch ein Hinweis auf spezifische Mängel in der Ernährung der Knorpelsubstanz sein.

In der modernen Ernährung fehlt es an kollagenem Aufbaumaterial für beanspruchte Gelenke. Dies ist darauf zurückzuführen, daß die sogenannten Nebenprodukte (Häute, Sehnen, Bänder und Knorpel) kaum noch verwendet werden, obwohl Fleisch zum Ernährungsplan gehört.

Nach Erkenntnissen der Havard University liegt zur Ergänzung der ideale Verzehr von Gelenkprotein bei etwa 20 g pro Tag. Man rührt zwei gehäufte Suppenlöffel voll in ca. 150 ml kaltes Wasser und aromatisiert die Lösung zum Beispiel mit schwarzen Johannisbeeren.

Phosphatidylserin

Im menschlichen Gehirn sind große Mengen Fettgewebe oder Phospholipide vorhanden, die das Gehirn anfällig gegen den Angriff Freier Radikale machen. Phospholipide haben die Aufgabe, die Zellen zusammenzuhalten und den zellularen Zu- und Abgang von Wirkstoffen zu steuern. Deshalb trägt der richtige Phospholipidspiegel auch zur Steigerung der Gehirnleistung bei.

Phosphatidylserin gehört zu den Phospholipiden, die besonders reichlich im Gehirn vorhanden sind. Es überträgt chemische Botschaften zwischen den Gehirnzellen. Studien dazu haben gezeigt, daß sich Phosphatidylserin-Ergänzungsmittel signifikant positiv auf die Gehirnleistung auswirken können. In dieser Studie wurden bei 149 Männern und Frauen im Alter zwischen fünfzig und siebzig Jahren altersbedingte Gedächtnisschwächen diagnostiziert, jene Art von Vergeßlichkeit also, die uns alle mit zunehmenden Alter plagen wird. Über zwölf Wochen erhielt ein Teil der Teilnehmer täglich 100 mg Phophatidylserin, ein anderer ein Placebo.

Im Ergebnis wurde bei der Placebo-Gruppe praktische keine Veränderung festgestellt, während die Probanden, denen Phophatidylserin gegeben wurde, sich Namen, Telephonnummern und Gesichter deutlich besser merken konnten.

Quercetin

Quercetin gehört zu den Bioflavonoiden und ist eng verwandt mit Rutin und Hersperidin. Es entwickelt sich derzeit zum Superstar unter denjenigen Bioflavonoiden, die wirkungsvolle Krebsbekämpfer sind.

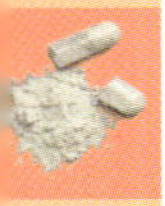

Als die wirkungsvollste der bisher entdeckten Substanzen gilt das *Quercetin*, das in roten und gelben Zwiebeln, in Weintrauben und Kürbis enthalten ist. Nach einer neuen Studie des National Cancer Institute und des Pekinger Krebsforschungsinstituts hatten Menschen, die besonders Quercetin-reiche Zwiebeln (und Knoblauch, der zwar kein Quercetin enthält, dafür jedoch reichlich gesunde Schwefelsubstanzen) zu sich nahmen, ein zwanzigmal niedrigeres Krebsrisiko als Menschen, die das nicht taten. Reagenzglasstudien und Tierversuche haben darüber hinaus dokumentiert, daß Quercetin Krebs in seinem frühesten Stadium stoppt, indem es die den Krebs auslösenden, schädlichen Veränderungen in den Zellen verhindert und die Ausbreitung der Krebszellen vereitelt.

Seit einiger Zeit hat Quercetin außerdem als wirksames Mittel gegen Allergien und Entzündungen von sich reden gemacht. Es blockiert die Freisetzung von Histaminen, also von denjenigen Proteinen, welche die typischen Allergiesymptome verursachen (Niesen, verstopfte Nase, tränende Augen). Tatsächlich ähnelt Quercetin dem verschreibungspflichtigen Antiallergen Cromolyn Sodium, das ebenfalls die Freisetzung von Histamin verhindert. Zusammen mit anderen Bioflavonoiden ist Quercetin typischerweise in Kombinationspräparaten zur Linderung von Allergien enthalten, wie sie in Naturkost- und Reformläden verkauft werden. Daneben kann Quercetin auch die Freisetzung noch stärkerer Infektionsauslöser, nämlich der sogenannten Leukotrienen, verhindern. Diese sind mitverantwortlich für Asthma, Schuppenflechte (Psoriasis), Gicht und andere Alltagskrankheiten.

Obwohl es jedem gut tut, sollten vor allem Menschen, die zu Allergien und Infektionen neigen, darauf achten, ausreichende Mengen an Quercetin zu sich zu nehmen. Wenn Sie nicht täglich ein oder zwei Zwiebeln essen, sollten Sie zu einem Quercetin-Ergänzungsmittel greifen.

Gelee Royal

Interessanterweise sind zwei der Top-100-Ergänzungsmittel Produkte, die entweder von Bienen genutzt oder von ihnen produziert werden und seit vierzig Millionen Jahren zur Verfügung stehen: Propolis und Gelee Royal.

Gelee Royal ist ein milchiges Sekret, welches die Arbeiterinnen des Bienenvolks produzieren. Diese Substanz dient den Bienen zur Aufzucht des Nachwuchses, zur Überwinterung und ist ansonsten der Ernährung der Königin vorbehalten. Diese profitiert von diesem Privileg, indem schon ihre Larve eineinhalb mal größer als die der Arbeiterinnen oder Drohnen ist. Außerdem ist die Königin im Gegensatz zu den Arbeiterinnen fruchtbar und lebt bis zu vierzig mal länger.

Gelee Royal ist ein vollständiges Protein und enthält alle essentiellen Aminosäuren und B-Vitamine. Studien zufolge ist es ein mildes Antibiotikum und stimuliert die Nebennieren, die wichtigen Hormone zur Steuerung des Stoffwechsels, die Stimmung, des Appetits und des sexuellen Verlangens zu produzieren. Kenner empfehlen Gelee Royal gerne bei weiblichen Wechseljahresbeschwerden, zur Steigerung der männlichen Potenz und für beide Geschlechter zur Stärkung der Vitalität. Darüber hinaus soll Gelee Royal die Faltenbildung verringern. Wenn Gelee Royal bei den Menschen so gut wirkt wie bei den Bienenköniginnen, so hilft es uns möglicherweise, ein längeres und gesünderes Leben zu führen.

Guarana

Die Frucht der Guaranapflanze wächst in der wilden Amazonasregion von Brasilien und Uruguay und ist eine der beliebtesten Pflanzen der südlichen Hemisphäre. Tatsächlich ist Guarana in Südamerika ein Synonym für Energie. Sie gilt als stärkende Pflanze, die weniger wegen ihrer medizinischen Eigenschaften, sondern hauptsächlich als Anregungsmittel zur Verbesserung des Allgemeinbefindens eingesetzt wird.

In ganz Südamerika wird Guarana häufig Getränken, Getreideprodukten und Süßigkeiten zugesetzt. In den USA ist es mittlerweile in Kapselform in Naturkostläden erhältlich. Guarana enthält Koffein, ein natürliches Anregungsmittel, das auch in Kaffee, Tee und Cola-Getränken enthalten ist. Jede 500-mg-Kapsel Guarana enthält etwa 15 mg Koffein (zum Vergleich: In einer Tasse Kaffee sind 80 bis 120 mg Koffein enthalten). Allerdings bewirken andere in Guarana enthaltene Wirkstoffe, daß der Körper das Koffein langsamer aufnimmt. Auf diese Weise hält seine belebende Wirkung bis zu sechs Stunden an. Als Energielieferant erfreut sich Guarana auch bei Sportlern, die ihre Ausdauer und ihr Durchhaltevermögen steigern möchten, zunehmender Beliebtheit. Das Mittel soll überanstrengte Muskeln von Milchsäure befreien, die sich im Muskelgewebe sammelt und nach dem Training Schmerzen verursachen kann. Informellen Berichten zufolge unterstützt Guarana auch eine schnellere Erholung nach dem Training. Die Indianer im Amazonasgebiet verwenden Guarana seit mindestens 400 Jahren als pflanzliches Heilmittel gegen Migräne.

Ginseng

In Asien ist und bleibt Ginseng die beliebteste Pflanze zur Wiederherstellung des sexuellen Verlangens und der sexuellen Funktionsfähigkeit. Ginseng ist vor allem als Anregungsmittel zur Verbesserung des allgemeinen Gesundheitszustands bekannt, es ist aber auch ein reicher Lieferant pflanzlicher Hormone, die sowohl die Energie als auch das sexuelle Verlangen stärken. Obwohl es nur wenige klinische Studien gibt, haben Tierversuche ergeben, daß Ginseng bei Männern den Testosteronspiegel, die Spermienproduktion und die sexuelle Aktivität steigern kann. Weil es so viele pflanzliche Hormone liefert, wenden Frauen in der Menopause Ginseng zur Behandlung von Wechseljahresbeschwerden an.

DMAE

Das körpereigene DMAE ist ein weiteres Ergänzungsmittel, das die Produktion von Acetylcholin anregen und so die Gedächtnisleistung und das Denkvermögen verbessern kann. Obwohl es auch für sich allein eingenommen werden kann, ist DMAE oft in Präparaten zur Verbesserung der kognitiven Funktion enthalten. DMAE ist eine der wenigen Substanzen, die die Blut-Hirn-Schranke überwinden und direkt in die Gehirnzellen gelangen können. Vor kurzem wurde nachgewiesen, daß DMAE gut bei Kindern mit der Konzentrationsstörung Attention-Deficit-Disorder (ADD) anschlägt.

Gamma-Linolensäure (GLA)

Gamma-Linolensäure ist eine in Borretsch vorkommende Fettsäure, die einer anderen essentiellen Fettsäure, der Linolsäure, ähnelt. Ich empfehle sie schon seit Jahren zur Behandlung von Arthritis. Nun bestätigt endlich auch eine Studie, die am Medical Center der Universität Massachusetts durchgeführt wurde, daß GLA ohne Nebenwirkungen arthritische Schmerzen und Beschwerden verringern kann.

In der einjährigen Studie, die im November 1996 in der Fachzeitschrift „Arthritis and Rheumatism“ vorgestellt wurde, nahmen 46 Frauen und Männer sechs Monate lang GLA-Kapseln (täglich 2,4 g) bzw. ein Placebo zusätzlich zu ihren normalen verschreibungspflichtigen Medikamenten ein.

Die Ergebnisse der Studie: Bei den Teilnehmern, die GLA einnahmen, war die Wahrscheinlichkeit, eine signifikante Besserung der Gelenkschmerzen und Schwellungen zu verspüren, sechsmal so hoch wie bei der Placebo-Gruppe.

In den zweiten sechs Monaten erhielten alle Patienten GLA-Kapseln. Am Jahresende ließen bei der Hälfte der Patienten, die GLA eingenommen hatten, Beschwerden wie Schmerzen und Versteifungen um fünfzig Prozent nach. Etwa zwölf Prozent der Teilnehmer konnten nach der Einnahme die Dosis der verschreibungspflichtigen Medikamente reduzieren.

GLA schlug nicht über Nacht an; es dauerte mehrere Wochen, bis die Patienten eine nennenswerte Schmerzlinderung verspürten, aber bei den meisten Patienten zahlte sich die Geduld aus.

Lutein

Essen Sie täglich drei Tassen gehackten Spinat oder Grünkohl? Wenn ja, brauchen Sie kein Lutein-Ergänzungsmittel. Wenn Sie sich jedoch wie die meisten ihrer Mitmenschen ernähren, sollten Sie weiterlesen.

Lutein ist ein neues Ergänzungsmittel, das darüber entscheiden könnte, ob Sie Ihr Sehvermögen bis ins hohe Alter behalten oder evtl. erblinden. Der häufigste Grund für Erblindung bei Menschen über 65 ist die altersbedingte Degeneration der Makula. Dies ist eine Erkrankung, welche die Makula, jenes kleine Mittelteil der Netzhaut, betrifft. Die Makula ist für das zentrale Sehvermögen verantwortlich, das wir brauchen, um Gesichter zu erkennen, zu lesen, zu schreiben und Auto zu fahren. Zwanzig Prozent aller Menschen über 65 sind von Makula-Degeneration betroffen. Bei Frauen nach den Wechseljahren steigt das Risiko, an diesem Leiden zu erkranken, um 500 Prozent – ein dramatischer Anstieg, der vermutlich teilweise mit dem absinken des Östrogenspiegels zusammenhängt. Die genaue Ursache für Makula-Degeneration ist noch nicht bekannt. Vermutlich sind aber die UV-Strahlen der Sonne mit daran schuld. Sie begünstigen die Bildung freier Radikale, denen das Auge ständig ausgesetzt ist.

Makula-Degeneration kann nicht geheilt werden, wenn auch in einigen Fällen Lasereingriffe helfen können, das Fortschreiten der Krankheit zu verlangsamen. Darüber hinaus gibt es aber zwingende Beweise dafür, daß die richtige Ernährung und die Einnahme geeigneter Ergänzungsmittel einen effektiven Schutz vor Makula-Degeneration bieten können.

Lutein gehört zur Familie der Karotinoide und ist in Gemüsen wie Spinat, Grünkohl, Kohl, Senfgemüse und Mais enthalten. Die Tatsache, daß sich in der Makula Lutein in hohen Konzentrationen findet, hat Wissenschaftler veranlaßt zu prüfen, ob das Lutein in Nahrungsmitteln einen Einfluß auf die Sehkraft hat.

In einer bekannten Harvard-Studie erforschten Wissenschaftler, ob die Aufnahme verschiedener Karotinoide einschließlich Lutein mit der Nahrung in einem Zusammenhang mit dem Risiko steht, an Makula-Degeneration zu erkranken. Die Studie ergab: Menschen, die täglich mindestens 6 mg Lutein mit der Nahrung aufnahmen, litten sehr viel seltener an Makula-Degeneration als andere. Das Problem liegt wie gesagt darin, daß nicht jeder genügend luteinhaltige Nahrungsmittel zu sich nimmt und bis vor kurzem keine Lutein-Ergänzungsmittel zur Verfügung standen. Tatsächlich wurde Lutein lange ignoriert, weil es anders als besser bekannte Karotinoide, wie etwa das Beta-Karotin, im Körper nicht zu Vitamin A umgebaut wird und deshalb als nutzlos galt. Inzwischen wissen wir, daß Lutein ein Antioxidans ist. Manche Wissenschaftler stellen die These auf, daß es gefährliche Freie Radikale, die durch schädliche UV-Strahlen hervorgerufen werden, deaktivieren und somit die Augen vor Oxidationsschäden schützen kann. Zum Glück können wir heute unter Dutzenden von Luteinprodukten wählen, darunter zahlreiche Kombinationspräparate zur Verbesserung der Sehkraft. Die meisten dieser Kombinationspräparate enthalten Zink, einen Mineralstoff, der auch für die Gesunderhaltung der Makula eine Rolle spielt, und Zeaxanthin, ein weiters Karotinoid, das in der Makula vorkommt.

L-Carnitin

Diese Ergänzungsmittel verspricht mehr Kraft, Straffheit und Gesundheit. L-Carnitin ist ein vitaminähnlicher Nährstoff, der im Herzen, im Gehirn und in den Skelettmuskeln vorkommt. Er versorgt dort die Zellen mit Energie, indem er Fettsäuren durch die Zellwände zu den Mitochondrien transportiert.

Seit zwei Jahrzehnten propagiere ich L-Carnitin als potentielles Mittel zur Behandlung von Erkrankungen der Herzkranzgefäße. Es unterstützt das Herz, die durch die Verengung der Arterien verringerte Sauerstoffzufuhr durch effektivere Nutzung auszugleichen. Schon mehrere Studien haben gezeigt, daß Herzpatienten, die L-Carnitin-Ergänzungsmittel einnehmen, länger und intensiver sportlich aktiv sein können, ohne Brustschmerzen zu bekommen. Neben seiner herzstärkenden Wirkung kann L-Carnitin auch hohe Cholesterinwerte senken und gleichzeitig das „gute“ Cholesterin erhöhen.

Seit einiger Zeit wird L-Carnitin als Ergänzungsmittel für Sportler zur Steigerung der Ausdauer und Unterstützung der Gewichtsabnahme beworben. Studien zur Wirksamkeit von L-Carnitin als Ergänzungsmittel für Sportler führten allerdings zu widersprüchlichen Ergebnissen: Während einige der Studien nachweisen, daß L-Carnitin die sportliche Ausdauer und Leistung dramatisch verbessern kann, verliefen andere eher enttäuschend. Immerhin bestätigen zahlreiche informelle Berichte, daß L-Carnitin die Energie steigert, und viele Menschen schwören darauf, daß es zu einer erheblichen Verbesserung ihres Wohlbefindens und ihrer Leistungsfähigkeit während des Trainings beiträgt. Probieren Sie einfach aus, ob L-Carnitin bei Ihnen anschlägt.

Italienischen Wissenschaftlern zufolge kann L-Carnitin bei männlicher Unfruchtbarkeit die Wirksamkeit der Spermien erhöhen. In einer Studie bekamen 47 Männer mit normaler Spermienanzahl, aber geringer Spermienbeweglichkeit, drei Monate lang dreimal täglich 1 g L-Carnitin. Am Ende der Studie war bei 37 Männern die Samenbeweglichkeit gestiegen – und damit die Wahrscheinlichkeit, daß der Samen ein Ei befruchten kann.

L-Carnitin wird darüber hinaus als Ergänzungsmittel propagiert, das einige der Beschwerden verringern oder rückgängig machen kann, die typisch für Alzheimerkrankheit oder den Alterungsprozeß sind. So bestätigen auch weitere italienische Studien, daß L-Carnitin die Gedächtnisleistung älterer Menschen verbessert, während allerdings entsprechende amerikanische Untersuchungen diesen Effekt nicht bestätigen.

Ein abschließendes Urteil über die Wirksamkeit von L-Carnitin steht also in diesem Bereich noch aus.

Wild Yams (Mexican Yams)

Wild Yams ist die pflanzliche Quelle von Diosgenin. Diosgenin wurde 1936 zum ersten Mal von japanischen Wissenschaftlern identifiziert. Laut dem Biochemiker John Lee basieren klimakterische Beschwerden auf einem Ungleichgewicht zwischen Östrogenen und Progesteron mit einer Östrogendominanz.

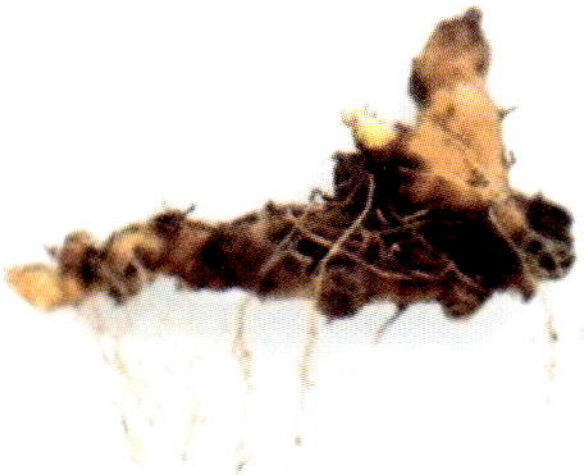

Die mexikanischen Yamswurzel (Süßkartoffel) enthält in natürlicher Weise eine Vorstufe für das Progesteron, das Diosgenin, das auch als Phytohormon bezeichnet wird. Die mexikanische Yamswurzel enthält mit 13% einen der höchsten Anteile an Diosgenin.

Die neuesten Erkenntnisse weisen darauf hin, daß das Diosgenin die Produktion des sogenannten Jugendhormons DHEA anregt. Mexican Yams wird in vielen Facharbeiten als Altersbremse angesehen.

Mexican Yams ist besonders in der Zeit der Wechseljahre zur sanften Unterstützung des Hormonhaushalts zu empfehlen.

Konjugierte Linolsäure (CLA)

Man nennt es das amerikanische Paradoxon: Obwohl Diäten in den USA zum guten Ton gehören, werden die Amerikaner in Wirklichkeit immer dicker. Tatsächlich ist einer von drei Amerikanern fettleibig, weil sein Gewicht mindestens dreißig Prozent über dem Idealgewicht liegt. Wie ist das möglich? Ironischerweise glauben manche Wissenschaftler, daß wir in unserem Bestreben abzunehmen, nicht genug Fett essen, jedenfalls nicht die richtige Art von Fett. Unserer Ernährung mangelt es an konjugierter Linolsäure, die in rotem Fleisch, Lamm und Molkereiprodukten enthalten ist. Andererseits: Auch wenn uns diese Nahrungsmittel CLA in kleinen Mengen liefern, kann man sie nicht guten Gewissens als „gesund“ bezeichnen, denn sie sind kalorienreich und enthalten auch reichlich gesättigte Fettsäuren, die Krebs und Herzerkrankungen fördern.

Warum ist CLA dann aber empfehlenswert? Linolsäure unterstützt den Körper bei der Regulierung des Fett- und Eiweißstoffwechsels. Zahlreiche Studien haben gezeigt, daß Linolsäure äußerst gesundheitsfördernd wirkt; sie ist insbesondere dafür geeignet, Körperfett zu reduzieren und zugleich Muskelmasse aufzubauen. Muskeln aber verbrennen überschüssige Kalorien. Das heißt, je mehr Muskeln Sie haben, desto unwahrscheinlicher ist es, daß Sie Übergewicht ansetzen.

Es ist sehr schwer, Linolsäure in ausreichender Menge mit der Nahrung aufzunehmen. Zum einen meiden viele Menschen CLA-reiche Nahrungsmittel. Zum anderen haben veränderte Methoden der Tierfütterung dazu geführt, daß der CLA-Anteil in Lebensmitteln in den letzten dreißig Jahren um fast 80% gesunken ist.

Die Einnahme von CLA-Ergänzungsmitteln kann diesen Mangel ausgleichen. Laborstudien haben gezeigt, daß Linolsäure bei Tieren, die bekannten Kanzerogenen ausgesetzt wurden, die Entstehung von Krebs blockieren und darüber hinaus Arteriosklerose vorbeugen kann. CLA kann auch den Gehalt des „guten“ HDL-Cholesterins erhöhen und den Triglyzeridspiegel, den Hauptrisikofaktor für Herzinfarkt senken. Tatsächlich hat Linolsäure nicht nur die Aufmerksamkeit von Menschen erregt, die ab-

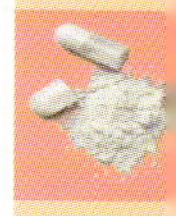

nehmen möchten, sie ist auch zunehmend bei Bodybuildern gefragt, die möglichst schnell Muskeln ansetzen möchten.

Maca Fruchtpulver

Maca wurde bereits vor zwei Jahrtausenden von den Inkas geschätzt und in den Hochlagen der Anden kultiviert. Von besonderem Wert sind die Wurzelknollen, die einen hohen Gehalt an Proteinen, Sacchariden, Vitaminen, Mineralstoffen sowie Jod und Eisen haben. Maca wurde weltberühmt als energetisierendes Mittel, dem nachgesagt wird, daß es die Fruchtbarkeit unterstützen könne.

Catuabatee

Die Heimat des Catuaba-Baumes sind die tropischen Regenwälder Südamerikas. Seine Rinde weist einen hohen Anteil an Mineralstoffen und Spurenelementen auf.

Pharmakologische Analysen konnten auch den sexualhormonähnlichen Bestandteil Phytosterolen nachweisen. In Brasilien gibt es noch das Sprichwort „*Zeugt ein Mann bis zum Alter von 60 Jahren ein Kind, dann war er es selbst. Geschieht es danach, dann war es Catuaba.*“

Low Carb

- Kohlehydratblocker (Kidneybohnenextrakt).
  Es ist in Studien nachgewiesen, daß ein Inhibitor der Kidneybohne den Abbau von Stärke in verfügbare Einzelzucker stark reduzieren kann. Die blockierte Stärke hat eine höhere Chance, den Körper zu passieren, ohne aufgenommen und in Speicherfett umgewandelt zu werden.
- Fettbinder für Nahrungsfette (Feigenkaktuspulver).
  Die Polysaccharide und die Pektine des Feigenkaktus quellen im Verdauungstrakt auf und bilden ein Gel. Das Gel kann die Aufnahme von Fett und Zucker im Verdauungstrakt verringern. Erste Publikationen von positiven Ergebnissen in den Untersuchungen liegen vor.
- Verdauungsförderung (Bitterstoffe aus citrus aurantium und Chicorée).
  Der Bitterstoff Intybin, aus der Chicorée gewonnen, befindet sich vor allem in den härteren, weißen Pflanzenteilen und fördert nachweislich die gesunde Verdauung. Citrus aurantium (Pomeranze) enthält den Bitterstoff Neohesperidin, der ebenfalls die natürliche Verdauung fördert.

Shii-Take-Pilz

In Japan gibt es nur wenige Nahrungsmittel, die so beliebt und populär sind wie der Shii-Take-Pilz. Diese Beliebtheit verdankt er seinen vielseitigen und positiven Wirkungen auf die menschliche Gesundheit. Aus diesen Gründen ist der Shii-Take-Pilz in Japan ein wichtiger Bestandteil der täglichen Ernährung. Wegen seiner gesundheitsfördernden und wohlschmekkenden Qualitäten ist der Shii-Take-Pilz der am zweithäufigsten verzehrte Pilz der Welt. Die Eiweiße, die im Shii-Take-Pilz enthalten sind, ähneln in ihrem Aufbau in idealer Weise dem menschlichen Eiweiß.

Sie enthalten nämlich 18 Aminosäuren. 7 der 8 für den menschlichen Körper essentiellen Aminosäuren sind ebenfalls im Shii-Take-Pilz-Eiweiß enthalten. Besonders reich ist der Shii-Take-Pilz an Leucin und Lysin. Für Menschen, die eine vegetarische Ernährung bevorzugen, ist der Pilz geradezu eine ideale Eiweißquelle. Auch sein Enzymreichtum ist für die menschliche Verdauung und Gesunderhaltung von großer Bedeutung. Er besitzt dreißig wirkungsvolle Enzyme. Sein hoher Reichtum an B-Vitaminen, ist die reinste Nervennahrung. Hier spielen Thiamin, Riboflavin und Niacin eine gewichtige Rolle. In seiner getrockneten Form hat der Shii-Take-Pilz den höchsten Vitamin-D-Gehalt aller pflanzlichen Nahrungsmittel.

Der Shii-Take-Pilz ist ein wahres Kraftpaket. Er stärkt die Abwehr, fördert die Selbstheilung und hemmt nachweislich das Altern unserer Zellen.

Atme dich gesund!

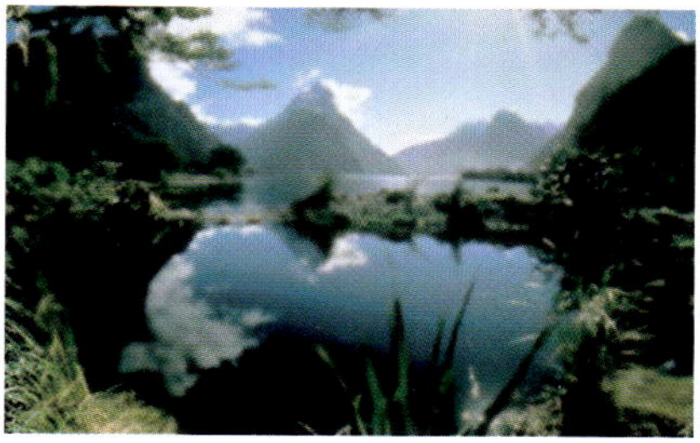

Fast in jedem Sommer pilgert ein Yogi, Devraha Baba aus dem Osten des indischen Bundesstaates Uttar Pradesh, zu einem Schrein in Hardwar am Fuße des Himalaja. Dr. Rajendra Praschad, der erste Präsident Indiens, behauptete, er könne aus eigener Erfahrung bezeugen, daß Devraha Baba über einhundertfünfzig Jahre alt sei. Denn als er ein kleiner Junge war, habe ihn sein Vater zu dem Baba mitgenommen, der schon damals ein sehr alter Mann gewesen sei.

„*Als ich in deinem Alter war, brachte mich mein Vater zu dem Baba*", erzählte der Vater des kleinen Rajendra bei dieser Gelegenheit. „*Er trägt die Kraft Gottes in sich, darum stirbt er nicht.*" Dr. Praschad war bereits über siebzig, als er diese Geschichte erzählte.

„*Er lebt meist in Waldhütten oder Baumhäusern*", weiß der Inder Swami Rama, der seine Begegnung mit Devraha Baba in seinem Buch „Living with Himalayan Masters" schildert. „*Er sah sehr gesund aus und schien in den Siebzigern zu sein. Ich versuchte seinem Geheimnis des langen Lebens auf die Spur zu kommen und entdeckte, daß er regelmäßig bestimmte Yogaübungen pflegte und nur von Früchten und Gemüse lebte. Es gibt eine ganze Reihe entsprechender Yogaübungen. Während meiner Unterhaltung mit Baba sagte er: „Im Glück liegt der größte Reichtum. Regelmäßigkeit ist wesentlich. Die Praxis fortgeschrittener Techniken ist so wichtig wie das Atmen. Nicht zu altern, ist eine Technik des Pranayama.*"

Die Pranayama-Praxis besteht aus mehreren Phasen. Die Grundvoraussetzung liegt in bewußter Atmung und aufmerksamer Beobachtung des Atmungsablaufs. Wenn der Fluß des Prana spürbar wird, ist es an der Zeit, mit der Atmungskontrolle zu beginnen. Der nächste Schritt ist die Asana, die Körperhaltung. Die Position, in der die Prana-Energie ungehindert entlang der Sushumna fließen kann, ist die „Padmasana", die Lotoshaltung beziehungsweise der klassische Meditationssitz. Man sitzt mit gekreuzten Beinen – im Schneidersitz – und legt den linken Fuß auf den rechten Oberschenkel und den rechten Fuß auf den linken Oberschenkel. Ideal ist die Siddhasana, die „Haltung der Vollendung", wobei die rechte Ferse fest an das Perineum, den Damm, gedrückt wird und die Ferse des linken Fußes auf den rechten Oberschenkel aufliegt und den Unterleib berührt.

Bei beiden Stellungen ist eine aufrechte Körperhaltung besonders wichtig, schon um keine Müdigkeit aufkommen zu lassen. Die Augen sind auf die Nasenspitze – nicht schielen! – ausgerichtet, und die Hände werden auf die Knie gelegt. Die Yogis behaupten, daß die durch diese Haltung geschaffene Dreiecksform des Körpers einen geschlossenen Stromkreis beziehungsweise ein Energiefeld aufbaut, aus dem die Energieströme nicht entweichen können, sondern innerhalb des Körperkreislaufs bleiben. Sobald die korrekte Haltung beherrscht wird, folgt der nächste Schritt: mit den Atemzügen ein Maximum an Prana aufzunehmen. Dabei ist es wichtig, daß die Atmung einen bestimmten Rhythmus einhält, also zwischen den einzelnen Phasen einer Atemeinheit ein ausgewogenes Verhältnis besteht.

Eine Atemeinheit setzt sich aus drei Phasen zusammen, dem Einatmen (Puraka), dem Anhalten des Atems (Kumbhaka) und der Ausatmung (Recaka). Zwischen diesen drei Phasen muß ein ausgewogenes Verhältnis hergestellt werden, wobei yogischen Schriften zufolge ein Zahlenverhältnis von 1:4:2 optimal sein soll. In Sekunden heißt das wie folgt:

Einatmen	**Anhalten des Atems**	**Ausatmen**	**Ruhe**
4	16	8	1
6	24	12	2
8	32	16	3

In der nächsten Phase wird die Luft langsam durch das linke, mit dem Ida-Kanal verbundene Nasenloch eingeatmet, während das andere mit dem Daumen zugehalten wird. Den Atem anhalten und ausatmen, wie es der spezielle Rhythmus vorschreibt. Nun folgt eine Wiederholung der Übung durch Zuhalten des linken Nasenlochs mit dem Zeigefinger. Zum Messen des Zeitablaufs sollte die Silbe „OM" – im Verhältnis 1:4:2 – entsprechend oft wiederholt werden.

Aller Wahrscheinlichkeit nach sind also Pranayama, Meditation und spezielle, zukunftsweisende und gegen Freie Radikale gerichtete Mikronährstoffe der Schlüssel zu einem längeren, gesunden und ganzheitlichen Leben.

Lachen als Altersbremse

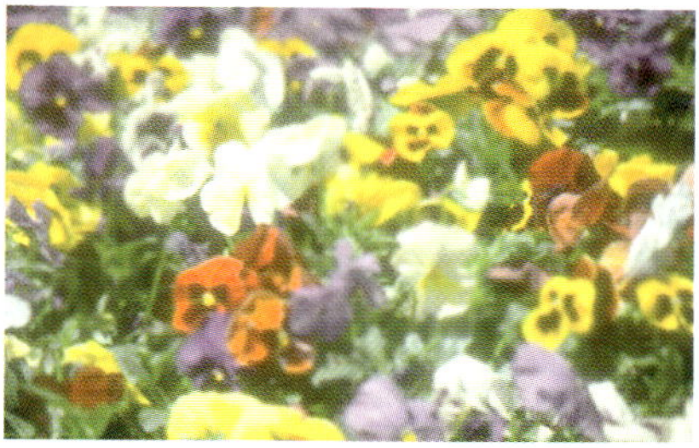

Wer fröhlich ist und viel lacht, verlängert sein Leben. Das jedenfalls haben amerikanische Wissenschaftler festgestellt, die nachweisen konnten, daß der Kopf das Immunsystem „beherrscht“. Das heißt, eine positive Lebenseinstellung, die Bereitschaft zum Lachen sind geeignet, Viren und Bakterien, in anderen Worten Krankheiten, aus dem Felde zu schlagen und damit nicht nur die Lebensqualität, sondern auch das Leben selbst zu verlängern. Das ist kein „Aprilscherz“, niemand will Sie zum Narren halten. Ganz im Gegenteil. In Experimenten wurden Studenten beispielsweise Filme mit Sketchen von Komikern vorgeführt, die sie zu schallendem Gelächter veranlaßten. Bei den anschließend durchgeführten Blutuntersuchungen stellte sich heraus, daß die weißen Blutkörperchen der Studenten – die sogenannte „Gesundheitspolizei“ – rapide zugenommen hatten. Dies einfach als Zufall abzutun wäre vermessen. Als Dr. William Fry von den Ergebnissen dieser Experimente hörte, faßte er den Entschluß, die Patienten seiner Klinik in San Francisco ähnlichen Experimenten zu unterziehen. Er richtete es so ein, daß sie täglich immer wieder komischen Situationen ausgesetzt waren. Resultat: Der „Griff“ zu schmerzstillenden Mitteln verringerte sich erheblich. Es ließ sich natürlich nicht nachweisen, ob die Patienten durch ihre Fröhlichkeit von ihren Schmerzen abgelenkt wurden oder ob durch ihr Gelächter körpereigene Opiate freigesetzt wurden.

Der amerikanische Biologe Robert Sapolsky machte wiederum die Feststellung, daß der Organismus Streßhormone produziert, wenn Menschen vom Schicksal heimgesucht werden, unter selbstquälerischen Depressionen leiden, sich unterdrückt fühlen oder gestreßt sind. Durch Streßhormone werden zwar auf der einen Seite letzte körperliche und psychische Kraftreserven freigesetzt, andererseits aber auch wertvolle Nervenzellen zerstört, wenn sie öfter und für einen längeren Zeitraum bestimmte Gehirnzellen in Mitleidenschaft ziehen. Die Folge besteht in schnellerem Altern des Hirns und einem bis zu vierzig Prozent eingeschränkten Gedächtnisvolumen beziehungsweise der Lernfähigkeit. Sapolsky regt hier „psychologische Abrüstung“ an oder, in anderen Worten, ganz einfach positives Denken: dem Schlechten heißt es, die besten Seiten abzugewinnen.

Als Leiter des Instituts für Experimentelle Medizin und Chirurgie an der Universität Montreal begann Hans Selye in den dreißiger Jahren mit einer Reihe von Experimenten, die zu einer revolutionären Entdeckung führten: Streß – als Ursache von Erkrankungen und frühzeitigem Altern.

Selye stellte fest, daß *„Streß die Folge des Verschleißes in einem biologischen System ist; das System ist dabei entweder der Organismus als ganzer [...] oder eines seiner Teile [...]"*. Ferner fand er heraus, daß Streß ein Zustand ist, den jede Lebenstätigkeit mit sich bringt und der in gewisser Weise mit der Intensität des Lebens parallel läuft. Physische Verletzungen, nervöse Anspannungen, körperliche Arbeit, Infektionen und anderes mehr verstärken den Streß.

Zur Untermauerung seiner Theorie führt Selye zahlreiche Experimente an, zudem kann er sie durch die Untersuchung der streßbedingten Hormonausschüttung im Körper beweisen. Seinem Ergebnis nach wehrt sich der Körper durch vermehrte Ausschüttung von ACTH (adrenocorticotropem Hormon) in der Hypophyse gegen Streß, und das wiederum regt die Nebennierenrinde zur Produktion von corticoiden Hormonen an. Selyes Behauptung zufolge kommt jeder Mensch mit einer bestimmten Menge dieser Adaptionsenergie beziehungsweise Vitalität zur Welt. Diese Menge wird durch Streß aufgebraucht, und damit hängt das eigentliche physiologische Altern nicht von der Zeit ab, die seit der Geburt vergangen ist, sondern vielmehr vom Umfang der Inanspruchnahme der „Vitalreserve".

Streß ist in unserer Gesellschaft der bestimmende Faktor bei Krankheiten und beim Altern. Glücklicherweise können wir aber nicht nur den Streß vermindern, sondern auch unsere schwindende Reserve an Adaptionsenergie wieder ergänzen – durch die Kraft des positiven Denkens.

Es ist also weiter kein Wunder, daß statistische Erhebungen mit ständig neuen Möglichkeiten zur Verzögerung des Alterungsprozesses aufwarten. Ob dabei nun die Bereitschaft zu positivem Denken angesprochen wird, eine optimistische Lebenseinstellung oder die Pflege eines vertrauten Freundeskreises bis ins hohe Alter, also viele anregende Kontakte; ob es darum geht, das Leben in einer harmonischen Partnerschaft zu genießen, oder um die Erhaltung körperlicher und geistiger Frische – sexuelle Aktivität Inbegriffen.

Nicht zu vergessen sei die Bereitschaft, auch im Alter Verantwortung zu tragen, mit der daraus resultierenden Befriedigung, noch gebraucht zu werden – und schließlich die innere Ausgeglichenheit, also die Eigenschaft, in seiner „eigenen Mitte zu ruhen".

ICH SPRECHE MIT TOTEN

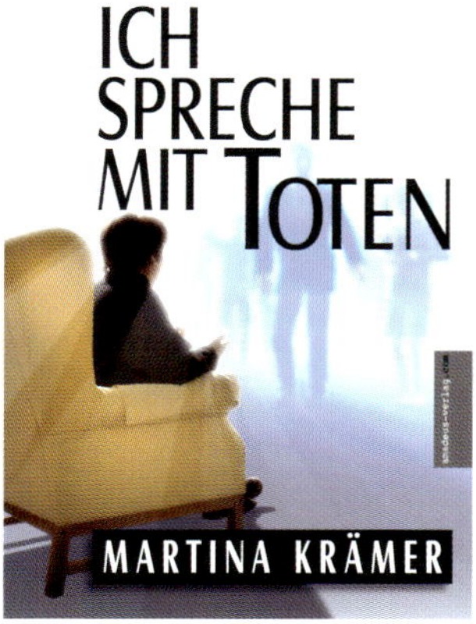

Martina Krämer

Haben Sie schon einmal von Menschen gehört, die einen *sechsten Sinn* haben, welche die Zukunft vorhersagen und Dinge wahrnehmen können, die anderen verborgen bleiben?

Martina Krämer ist eine dieser Personen. Nach außen hin unterscheidet sie nichts von anderen Menschen, doch ist ihr die Gabe zu eigen, „mehr“ zu sehen als gewöhnliche Menschen. Vor allem eine Fähigkeit ist bei ihr stark ausgeprägt: die Seelen Verstorbener zu sehen und mit diesen zu kommunizieren.

In diesem Buch erzählt uns Martina Krämer ihre Lebensgeschichte – die alles andere als gewöhnlich war – und erklärt uns, wie sie von ihrem Schutzengel zum Medium ausgebildet worden ist, was sie von Verstorbenen erfahren hat und welche Abenteuer sie mit dunklen Kräften erlebte.

„Ich bekomme haufenweise Manuskripte zugesandt, doch Frau Krämers Geschichte ist mit das spannendste, was mir in den letzten Jahren vorgelegt wurde. Bevor ich mich jedoch endgültig entschied, das Buch zu veröffentlichen, wollte ich eine persönliche Sitzung bei Frau Krämer durchführen und sie auf ihre Fähigkeiten hin prüfen. Und ich kann nur sagen: Ihre Trefferquote ist erstaunlich und ich erfuhr Dinge, die sonst noch kein Medium bei mir wahrgenommen hatte.“

Jan van Helsing (im März 2005)

ISBN 3-938656-07-7 • 17,40 Euro

ALDEBARAN-Versand
50670 Köln • Weißenburgstr. 10 a
Telefon 02 21 - 737 000 •Telefax 02 21 - 737 001

WER HAT ANGST VOR'M SCHWARZEN MANN?

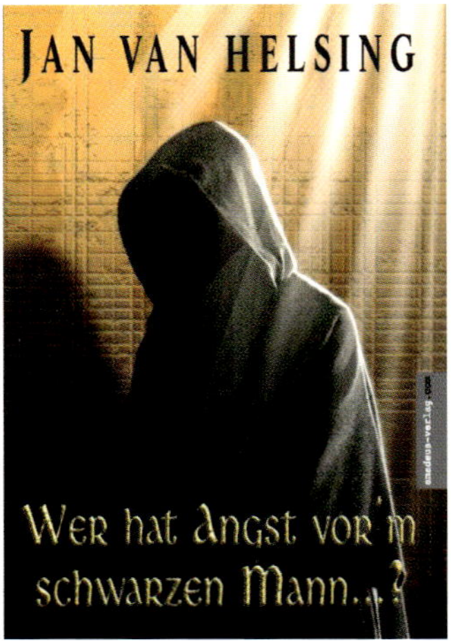

Jan Udo Holey/Jan van Helsing

Immer wieder hört man Berichte – meist von Hospiz-Mitarbeitern, aber auch von Ärzten, Krankenschwestern und Pfarrern –, daß einem Sterbenden kurz vor seinem Ableben ein „schwarzer Mann" erschienen ist; eine Gestalt, die in unserem Kulturkreis als „Freund Hein", „Boandlkramer" oder „Sensenmann" bezeichnet wird.

Eine solche Begegnung hatte beispielsweise auch Herr Franz G. aus Berchtesgaden, bei dem in der Nacht vor einer Klettertour ein „schwarzer Mann" am Bett stand und diesem erklärte, daß *„die Zeit reif sei"*. Am nächsten Tag stürzten er und sein Kamerad ab, wobei der andere sein Leben verlor und er nur schwerverletzt überlebte.

Was denken Sie, wenn Sie solch eine Geschichte hören? Handelt es sich hierbei nur um eine Einbildung, Halluzination, Rauscherfahrung oder eine schlichte Ausschüttung von Bildern aus dem Unterbewußtsein?

Ähnlich nüchtern wäre Jan van Helsing auch mit solchen Berichten umgegangen, hätte er nicht selbst eine Begegnung mit diesem „schwarzen Mann" gehabt – zwei Wochen vor einem schweren Autounfall.

Fasziniert von der Erscheinung dieses Wesens, beeindruckt von dessen Präsenz und vor allem unheimlich neugierig geworden, versuchte Jan van Helsing über zwei Jahre hinweg mit diesem Wesen in direkte Verbindung zu treten, was schließlich im Dezember 2004 gelang.

In einem spannenden und weltweit einzigartigen Interview wurden unter anderem folgende Fragen erörtert:

Wer ist dieses Wesen?
Holt es die Seelen ab?
Wo bringt es diese hin?
Gibt es einen Teufel?
Wer beherrscht die Welt?
Wer ist der Antichrist?
Was ist der Sinn des Lebens?
Welche Rolle spielt der Schutzengel?
Was denkt es über die Religionen?
Hat es jemals Gott gesehen?
Gibt es eine Hölle?
Gibt es kosmische Gesetze?
Wie geht es im Himmel zu?
Wie sieht unsere Zukunft aus?

ISBN 3-9807106-5-3 • 19,70 Euro

ALDEBARAN-Versand
50670 Köln • Weißenburgstr. 10 a
Telefon 02 21 - 737 000 • Telefax 02 21 - 737 001

GEHEIMAKTE BUNDESLADE

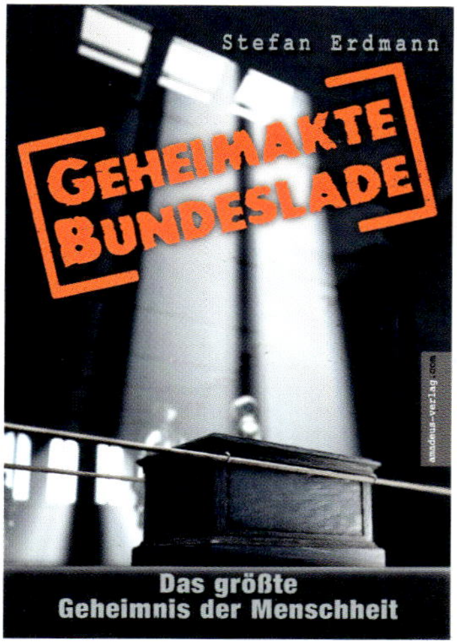

Stefan Erdmann

Was wissen Sie über die Bundeslade? War Ihnen bekannt, daß es sich hierbei um den bedeutendsten Kultgegenstand der Juden und Christen handelt? Doch was verbirgt sich in ihr, was genau ist sie? Waren die zehn Gebote darin aufbewahrt? War es eine technische Apparatur oder gar ein Gerät zur Kommunikation mit den Göttern?
Offiziell ist sie nie gefunden worden. Einige Quellen behaupten, sie sei spurlos verschwunden. Andere glauben, sie wird in Äthiopien aufbewahrt. Sogar in Jordanien, Südfrankreich und im Himalaja wurde sie bereits vermutet. Wieder andere behaupten, sie sei im Besitz einer geheimen Gesellschaft und wechselt seit Jahrhunderten regelmäßig ihren Ort.

Stefan Erdmann enthüllt in diesem Buch erstmals Details über einen geheimnisvollen Fund der Tempelritter im Jahre 1118, den diese aus Jerusalem nach Frankreich brachten und der die Grundlage für ihren unermeßlichen Reichtum wurde. Auf seiner Spurensuche traf er sich unter anderem auch mit Vertretern verschiedener Logengemeinschaften und fand erstmals Verbindungen zwischen den Templern, den Freimaurern, den Zisterziensern und der Thule-Gesellschaft. Diese Verknüpfungen waren die Grundlage für geheime militärische als auch wissenschaftliche Operationen und es wurde offenbar, daß das Grundlagenwissen für den Bau deutscher Flugscheiben während des Zweiten Weltkriegs, wie auch für das US-amerikanische Philadelphia Experiment im Jahre 1943 zum Teil aus Geheimarchiven der Zisterzienser stammte.

Auf seiner Suche nach der Bundeslade und ihren Hütern fand Stefan Erdmann neue, bisher unveröffentlichte und hochbrisante Informationen, die nicht nur weitere Hinweise für das sagenumwobene Atlantis und die weltumspannende Pyramidenkultur liefern, sondern die Spur führt direkt in die gegenwärtige Weltpolitik…

ISBN 3-9807106-2-9 • 21,00 Euro

Bis zum Jahr 2012 – Der Aufstieg der Menschheit

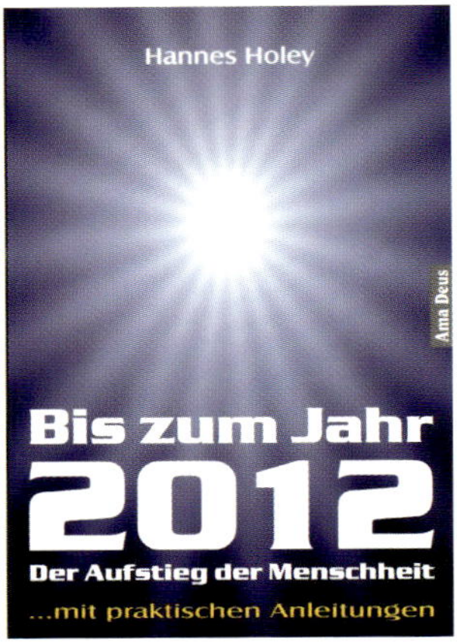

Johannes Holey

Die Zeit drängt...
wenn die Voraussagen stimmen,
daß wir bis Ende 2012 wieder
paradiesische Zustände haben werden –
auf unserer Mamma Erde und
ihrer zukünftigen Menschheit

Planet und Menschheit stehen heute am Beginn eines neuen Zeitalters, dem Wassermann-Zeitalter. Damit wird zugleich der Beginn einer neuen, höheren Schöpfung eingeleitet. Einer Schöpfung auf der Basis einer feineren Schwingungsfrequenz und der dabei entstehende Prozeß der Transformation ist bereits voll im Gange. Diese Schwingungserhöhungen werden in den Jahren bis 2012 stetig ansteigen und die Geschwindigkeit des Ablaufs der Umwandlung wird weiter rapide zunehmen.

Dieses Buch klärt auf

- Warum trafen viele Prophezeiungen bisher nicht ein?
- Was könnte aber davon bis 2012 doch noch auf uns zukommen?
- Was können wir und die Menschheit dabei noch verbessernd beeinflussen?
- Der Planet Erde hält den Dichterekord (den höchsten Grad der materiellen Dichte) und wird bis 2012 einen Bewußtseins-Doppelsprung durch die vierte in die fünfte Dimension bewältigen,
- dazu stehen der Menschheit neues kosmisches und göttliches Licht an dieser Multi-Schnittstelle kosmischer Zyklen-Enden zur Verfügung und
- das Wissen, das wir dafür benötigen, trägt jeder in sich.
- Praktische Anleitungen führen in eine neue zeitgemäße Lebensweise.

„Jeder, der dieses zusammenfassende Buch gelesen hat, bekommt einen topaktuellen Überblick, der sich aus etwa achtzig Werken anderer Autoren und etwa gleichviele Berichte alternativer Forscher zur gleichen Thematik zusammensetzt. Und für jeden, der dieses aufklärende Buch gelesen hat, wird verständlich sein, was sich bei seinem seelischen Aufstieg in den höheren Schwingungsbereich vollziehen wird – in seinem Leben und in seiner Zukunft – und in welcher Form er mitwirken kann und muß, damit die kommenden Ereignisse anstelle von Ängsten Grund zur Lebensfreude bieten werden.“

Jan Udo Holey alias Jan van Helsing